女人如何食养

舌尖上的美丽健康指南

刘慧萍 陈 青——主编

ow
omen use food
or health

CTS K 湖南科学技术出版社·长沙

编 者 名 单

主 编

刘慧萍　陈　青

副主编

刘奇英　陈　双　梁惠珍　吴　霞

编 委

王桂云	王凯玲	王　舒	丁　煌	毛鸿珺	付　璇
龙凤娇	向　琴	刘　婷	刘　芮	刘　星	刘骐志
伍李楠	李燕舞	李荣慧	李玥衡	李　静	李曙圆
李诗情	李文欣	匡婷婷	江金城	向宸妤	吴小兰
吴泠钰	杨红梅	叶小娟	邢　敏	杜　玉	闵文洁
张国民	张天慧	张学瑾	张　庭	张　碧	张嘉恒
鄢　然	陈　沙	陈　念	陈嘉明	陈钦松	辛雨菲
邹　桐	金朝晖	邱冬花	周锦宏	周莎莎	周　畅
呼正涵	莫　阳	莫　莉	黄晓蒂	荆翊宸	钟志玲
曹宝丹	徐润蕾	谭贝宇	郭晓杭	唐佳倩	黄姗姗
黄海平	高　阳	廖玲谕	伍　琴	肖贾丽珏	

序

我国政府高度重视生殖健康工作，已将生殖健康纳入国家发展战略。相较于男性，女性由于生理结构特殊，更易受到外界因素影响，导致生殖健康与安全出现异常。近年来我国人口出生率持续下降，其中，生育能力的降低是导致出生人口减少的主要因素之一，女性生殖健康则是生育能力的关键影响因素。因此，女性生殖健康是生命健康的基础和核心。

中医健康伦理启示，人与疾病抗争中需要通过两个方面提升自我防控疾病的能力。一则在于"未病先防，消患于未兆"，注重疾病预防，把疾病控制在萌芽阶段，培塑健康自律；二则在于"正气存内，邪不可干"，注意自身抗病力，养成良好的生活饮食习惯，调动全民健康自觉性。饮食与人类健康息息相关，我国自古就有中医食疗文化。药王孙思邈提出："不知食宜者，不足以存生。"药膳是在中医学、烹饪学、营养学理论指导下，将某些具有药食两用价值的中药与食物相配，制作成具有一定色、香、味、形、意、养的美味药膳。药膳寓医于食，既具有较高的营养价值，又可保健强身、延年益寿，也可防病于未然。药膳调理是适用于女性养生的特色养生方法。

针对女性食疗养生保健问题，刘慧萍教授团队图文并茂地介绍了100多道常用药膳配料，通过中医药进厨房、上餐桌，引导民众学中医、信中医、用中医、爱中医。本书以饮食为载体弘扬中医学养生文化，介绍女性生殖健康相关知识，指导女性科学养生、防病，增强女性自我饮食保健意识，呼吁家庭给予女性更多关爱，提升大众健康知识素养，助力"健康中国"战略。

全国名中医

湖南中医药大学第一附属医院终身教授

世界中医药联合会妇科专业委员会会长

2023 年 4 月

习近平总书记提出："中医药是中华民族的瑰宝。""治未病"是中医药在数千年的发展中的一大特点，注重"未病先防、既病防变、病后防复"，形成了独具特色的健康养生文化。中华美食源远流长、誉满天下，我国自古就有中医食疗文化。药膳则是在中医学、烹饪学和营养学理论指导下，严格按药膳配方，将中药与某些具有药用价值的食物相配，采用我国独特的饮食烹调技术和现代科学方法制作而成的具有一定色、香、味、形的食品。

湖南中医药大学创办于1934年，拥有全国名中医、省名中医170余名。学校坚持引培并举，涌现出国家中医药传承与创新"百千万"人才工程（岐黄工程）优秀人才、青年岐黄学者等一大批中青年专家学者，为创建一流中医药大学积累了坚实的人才基础。《女人如何食养——舌尖上的美丽健康指南》凝聚了该院校众多优秀专家教授的多年临床所得，以"治未病"的理念科普中医药文化。他们顺应时代变化和社会需求，提倡药膳调养，告诉人们"不生病、少生病"的健康之道。

本书注重女性经、带、胎、产、乳等生理过程及妇科杂病的自我调养，认真总结了针对女性健康的中医药养生智慧、健康理念和知识方法。女性能在书中学会如何运用中医药知识干预日常生活，并以此规避健康危害，使疾病预防关口前移；了解如何运用中医药膳"治未病"的理念，发挥中医药在"治未病"中的主导作用。

我们希望，《女人如何食养——舌尖上的美丽健康指南》图书的出版能够让广大读者了解并掌握中医药防病治病的基础理论与技能，推广女性养生保健知识，让"治未病"的理念深入人心。该书内容丰富，读之受益，必将在弘扬中医药文化中发挥重要作用，在落实"健康中国"战略行动中发挥积极的作用。

刘慧萍

2023 年 4 月

目 录

第四章　女性产后的药膳调理

第五章　妇科杂病的药膳调理

第一章

月经不调的药膳调理

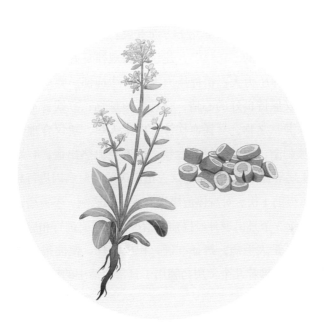

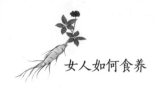

一、月经先期的药膳食疗

月经周期，是指月经出血的第 1 天到下次月经出血的第 1 天所间隔的时间，平均为 28 天，提前或推后 7 天以内也视为正常（即21 ～ 35 天），具体的周期因个人体质而有差异，但每个月都应具备一定的规律性。如果每个月月经周期少于 21 天，甚至间隔 10 天就会来一次月经，这时候就要考虑是不是月经先期（俗称月经提前）了。

月经提前一般与以下几个方面有关：1. 作息不规律：作息不规律容易耗伤人体的"正气"，建议保持规律良好的作息习惯，不要熬夜；2. 精神压力大：精神压力大，情绪抑郁，容易阻碍人体气机运行，建议保持良好的心情，合理宣泄烦恼；3. 饮食不合理：过量食用辛辣滋腻之物，易耗血伤津，内生火热，建议合理健康饮食，少食辛辣刺激、肥甘厚腻的食物，以避免血热出血；4. 妇科炎症、甲状腺疾病等器质性疾病：建议去正规医院针对病因进行相应治疗。月经偶尔提前 1 次，对身体健康没有太大的影响，不需要过分担心，但如果连续 3 个月出现月经提前的情况，就需要进行相应的治疗了。月经提前不是大毛病，辨证准确，积极治疗，便能很快恢复正常月经周期。以下推荐几个常用药膳用于日常生活中的辅助治疗。

药膳一

黄芪白芍益气茶

对　　症：月经提前7天以上，伴随全身乏力，精神不好，胃口欠佳，大便稀溏。

功　　效：益气养血。

食用材料：黄芪10 g，白芍5 g，当归5 g，甘草3 g。

烹调方法：将药材放入壶中加水500 mL，煮至沸腾即可，取汁。

食用方法：代茶饮用即可，一周可服用2～4次，月经期间停服。

【中医小贴士】

①**黄芪**：黄芪是常用的一味补气药，归脾、肺经，可以用来治疗由气虚引起的乏力、食少、便溏、咳喘等病症；但黄芪性温，自身阳气较旺或者阴液不足的体质要慎用，否则容易引起上火。

②**白芍**：常用的补血药，归肝、脾经，常用来治疗营血不足引起的月经不调、四肢抽筋疼痛、头痛眩晕等病症，白芍性微寒，平时脾胃虚寒、进食生冷食物易腹泻者要慎用。

③**当归**：常用的补血药，常与黄芪组成补气养血的药对，归肝、心、脾经，治疗血虚引起的面色萎黄、月经不调、腹痛、便秘等病症。当归甘温偏滋腻，体内有湿、口苦黏腻、身体困重、大便黏腻者要

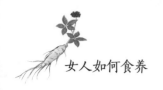

慎用。

④**甘草**：补气药，能够补脾益气。此外，生甘草还能清热解毒，对于痈肿疮毒有一定的治疗效果；能祛痰止咳，治疗咳嗽痰多；能调和诸药药性，使各种药物混合在一起能更好地发挥药性。

药膳二

芹菜粳米粥

对　　症：月经提前，经色鲜红，口干，
　　　　　小便短黄。

功　　效：清热凉血调经。

食用材料：芹菜（带根）120 g，
　　　　　粳米 100 g，盐适量。

烹饪方法：芹菜洗净，切碎备用，
　　　　　粳米洗净，加适量水熬
　　　　　煮，熬至八成软烂，放入
　　　　　芹菜，可加适量盐调味。

食用方法：代替主食服用即可，一周可服用 2～5 次，经期停服。

〔中医小贴士〕

①**芹菜**：芹菜性凉，具有清热解毒、平肝降压、利尿消肿的功效，可用于调理血热引起的月经提前。此外，芹菜中富含的芹菜素对于

抗炎、清除自由基、预防癌症等具有一定功效。但是脾胃虚寒、容易腹泻的女性不要一次性吃太多芹菜哦。

②**粳米**：粳米属于大米的一种，呈椭圆或卵圆形，是我们日常的食用米，具有调理脾胃的功效，用粳米熬粥，对于脾胃虚弱、经常腹泻、食欲不佳的女性尤为适合。

二、月经后期的药膳食疗

月经后期（俗称月经推后），指月经连续3个周期延后7天以上，甚至3～5个月才来一次。

出现月经推后，首先要排除有没有早孕的情况，排除早孕后，一般引起月经推后的原因有：1.体质虚弱：平时精血亏虚，经血没有"源动力"；2.受寒：贪食冷饮，或天气变冷时未及时添衣加被，身体受寒导致血液运行缓慢，月经的"新陈代谢"周期变长；3.生活习惯不合理：体胖、不爱运动、喜欢高盐高糖高脂饮食的女性也易出现月经推后，痰湿聚集人体，阻碍月经规律的"新陈代谢"；4.多囊卵巢综合征、高泌乳素血症、卵巢早衰等疾病：建议去正规医院检查激素水平及做盆腔彩超以排除此类病变。

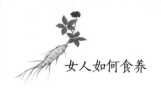

药膳一

当归生姜羊肉汤

对　　症：月经推后，身体没力气，怕风怕冷，肚子痛（热敷可以缓解）。

功　　效：温中补血，调经散寒。

食用材料：当归 20 g，生姜 30 g，羊肉 500 g，油、盐、胡椒、香葱各适量。

烹饪方法：羊肉洗净，去除筋膜，切块，焯水沥干备用；生姜切片，与羊肉一同下油锅煸炒片刻；将炒好的生姜与羊肉一同放置砂锅（若无砂锅，压力锅也可），下当归，武火煮沸后，文火煲 2 小时左右即可，食用时可加入适量盐、胡椒与香葱调味。

食用方法：根据体质 1 周可服用 1~3 次，吃肉喝汤，经期停服。

────────── 〔 中医小贴士 〕 ──────────

①羊肉：味甘性温，有御寒壮阳、温补气血的功效，是温补佳品，民间常将其作为冬天进补的重要食材之一。

②当归：味甘性温，有养血活血、调经止痛的功效，为女人要药，特别适用于体内血虚的女性。

③**生姜**：味辛性微温，归肺、脾、胃经，用途非常广泛，可以治疗风寒感冒、胃寒呕吐、肺寒咳嗽，是家庭常备的烹调佐料，也是一味很好的中药，有祛除女性体内寒邪的作用，老姜治疗作用更佳。

药膳二

红糖山楂茶

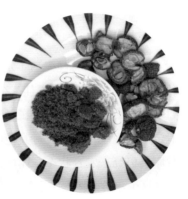

对　　症：月经推后，月经色深，伴有血块，流出不畅，甚至痛经，面色及唇色黯淡。

功　　效：活血调经。

食用材料：山楂 30 g，红糖 20 g。

烹饪方法：山楂洗净，放入壶中与水一同熬煮，水煮至沸腾后加入红糖，焖 5 分钟即可。

食用方法：代茶饮用即可，1 天 1 壶，1 周可服用 3 ~ 5 天，经期停服。

〔中医小贴士〕

①**山楂**：性微温，味酸甘，可用来治疗肉食积滞、胃痛、闭经、高血脂、冠心病等病症，近代名医张锡纯尤为重视山楂的药用价值，认为其是治疗女子月经推后、闭经、痛经的要药。

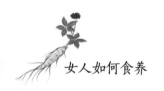
②红糖：红糖是由甘蔗制作而成的糖，是人们日常膳食中必不可少的食品。红糖性温，味甘，具有益气养血、活血化瘀、散寒止痛、健脾的功效，现代医学认为其有促进代谢、加速血液循环的功效，尤其适宜月经不调的女性、产妇以及身体羸弱的人。

三、月经先后不定期的药膳食疗

月经先后不定期是指月经周期时而提前、时而推后7天以上，没有规律，并且持续了3个周期以上。

一般而言，月经先后不定期可能与以下几个方面有关：1. 近段时间精神压力大，情绪不佳；2. 身体本身存在的疾病导致排卵障碍，如多囊卵巢综合征。若是在青春期月经初潮后前两年出现月经先后不定期的现象，如果没有其他不适，不需要进行特殊治疗。因为此时卵巢仍处于发育状态，体内的激素水平尚不稳定，月经先后不定期在这个年龄阶段属于生理现象。

药膳一

韭菜炒羊肝

对　　症：月经提前或推后，量少，色暗淡，或伴腰膝酸软、头晕耳鸣。

功　　效：补肝肾，调经血。

食用材料：韭菜 100 g，羊肝 150 g，白酒、食盐、料酒、老抽、胡椒粉、姜、蒜、生抽各适量。

烹饪方法：羊肝洗净切片，加入白酒抓拌后冲洗干净，加入食盐、料酒、老抽、胡椒粉腌制 10 分钟，韭菜洗净切段备用；腌制好的羊肝下油锅，可加入姜蒜调味，炒香后放入韭菜段，酌情加盐、生抽调味。炒匀后盛出即可。

食用方法：佐餐食用，经前连服 4～6 天，每天 1 次。

中医小贴士

①羊肝：味甘苦，性凉，有益气养血、养肝明目的功效。现代研究发现，羊肝内富含维生素 A 及铁元素，具有丰富的营养价值。

②韭菜：韭菜也叫起阳草、壮阳草，味甘辛咸，性温，具有温补肾阳、疏肝理气和胃的功效，可用来治疗阳痿、腰膝酸软、噎膈、自汗等病症。现代研究表明，韭菜中富含的粗纤维可促进胃肠蠕动，含有的硫化物成分有抑菌杀菌的功效。

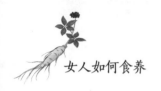

药膳二

佛手白芍瘦肉汤

对　　症：月经先后不定期，伴有胸
　　　　　胁、乳房胀痛，胸闷，
　　　　　胃口、睡眠欠佳，面白
　　　　　无华。

功　　效：疏肝解郁，养血调经。

食用材料：鲜佛手200 g，白芍20 g，
　　　　　瘦肉400 g，盐适量。

烹饪方法：佛手与猪肉洗净、切片、焯水，
　　　　　将瘦肉放入瓦煲内加水800 mL煮沸，煮沸后放入佛手与
　　　　　白芍，改文火煲1小时，出锅后加入适量盐调味即可。

食用方法：佐餐食用，每天1次，分2次服完，经前连服4～6天。

───────────── 〔中医小贴士〕 ─────────────

①佛手：味辛苦酸，性温，有疏肝理气、和胃止痛、燥湿化痰的功效。
因其果形独特，也常被用来做观赏植物。现代研究证明，佛手中含
有香豆素、黄酮类物质，有改善冠状动脉缺血、降血压、抗过敏等
功效。

②白芍：味苦酸，性微寒，有养血、缓急止痛、敛阴止汗的功效，
常用来治疗月经不调、四肢痉挛、出汗等病症。现代药理研究表明，
芍药中含有的芍药苷有抗凝、扩血管、抗抑郁、补血等功效。

四、月经过多的药膳食疗

月经过多指月经周期正常，经量过多。如果出现了月经过多应该怎么办？

首先，防止过度疲劳，尤其注意休息，不要熬夜，不要吹冷风，不去公共游泳馆和浴池，多吃水果蔬菜，远离辛辣刺激和寒凉的食物。避免喝浓茶、咖啡、酒。不擅自使用活血化瘀的药物。其次，应该保持外阴的清洁干燥，月经来潮不同房。如果月经过多伴有贫血，可以在医生的指导下适当补充铁元素。最后，如果情况十分严重，请及时就医。

药膳一

大枣木耳汤

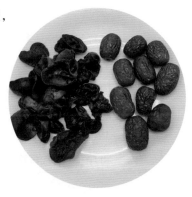

对　　症：月经量比平时多，颜色淡，
　　　　　质清稀，神疲劳累。

功　　效：补气和血，健脾调经。

食用材料：黑木耳20 g，大枣10枚，
　　　　　冰糖适量。

烹饪方法：将黑木耳、大枣泡发并
　　　　　洗净，准备冰糖3~5块，

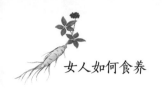

留作备用；黑木耳、大枣、冰糖放入碗中，加入适量清水，放入锅中蒸熟，熟后连汤一起食用。

食用方法：月经前 10 天开始服用，每天 1 次，至月经来潮时可停用，连续服用 3 个月经周期。

[中医小贴士]

①**黑木耳**：既可食用也可药用，性味甘、平，入肺、脾、肝、大肠经。木耳可以润肺止咳、养血补气，对于气血亏虚的人尤为适宜。现代研究表明，木耳含有木耳多糖以及多种氨基酸和维生素。

②**大枣**：性味甘、温，具有补脾和胃、生津养血安神的作用，对于脾胃虚弱又便溏的人来说尤宜。现代研究表明，大枣具有增加胃肠黏液，保护肝脏的作用。

药膳二

芹菜藕片汤

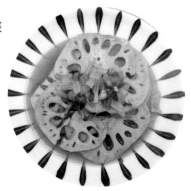

对　　症：月经量比平时多，颜色深红或紫红，质稠。

功　　效：清热凉血，止血调经。

食用材料：鲜芹菜 120 g，鲜藕片 120 g，油适量。

烹饪方法：将芹菜、藕片洗净，切好，

下油，油热放芹菜和藕片，大火烧两分钟，加入适量清水，煮熟后，吃菜喝汤。

食用方法：月经前 10 天开始服用，每天 1 次，至月经来潮时可停用，连续服用 3 个月经周期。

〔中医小贴士〕

①芹菜：性凉，具有清热、利尿功效。含有丰富的维生素和钙、铁、磷等矿物质。此外，芹菜还含有蛋白质、甘露醇和食物纤维等营养成分。芹菜叶有降血压、降血脂、防止动脉硬化的作用。

②藕片：有养胃滋阴、健脾益气养血的功效。藕片中的膳食纤维和微量元素含量丰富，有助于促进胃肠蠕动，改善消化功能。

药膳三

益母草鸡蛋

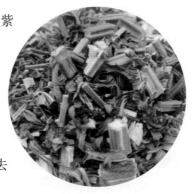

对　　症：月经量比平时多，颜色紫黯，血稠有块；腹痛拒按。

功　　效：活血化瘀，调经止血。

食用材料：益母草 30 g，鸡蛋 2 个。

烹饪方法：将益母草和鸡蛋加水一起煮，待到鸡蛋煮熟后去

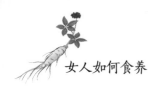

蛋壳再继续煮 3 分钟，吃蛋喝汤。

食用方法：月经前 10 天开始服用，每天 1 次，至月经来潮时可停用，连续服用 3 个月经周期。

┌─────────┐
│ 中医小贴士 │
└─────────┘

①益母草：苦、辛、微寒，归肝、心包、膀胱经，主要用于治疗月经不调、痛经。传说，程咬金的父亲因病早死，母亲在生程咬金时，产后瘀血未排尽常感身体疼痛，长大之后的程咬金决心治好母亲的病。但因没钱买药，便只能在询问郎中后亲自到山里采药，并亲自煎药给母亲治病，最终治好了母亲的顽疾。之后，程咬金就给这味药草取名为"益母草"。

②鸡蛋：含有人体所需要的 8 种氨基酸，且蛋白质含量高，可以满足日常蛋白质需求。

五、月经过少的药膳食疗

月经过少是指月经周期大致正常，但月经量较少，或经行 1 ～ 2 天就会停止。

当月经过少的时候该怎么办呢？其实我们不用慌张，可以结合自身的情况进行判断。如果月经量少又感觉自己身体疲惫，可能是气血虚弱导致月经无力来潮；月经量少、夹有小血块，腹部胀痛拒按，可能是瘀血引起的月经量少；月经量少，又觉小腹冷痛，可能是由于血寒所致的月经量少。根据自身情况判断之后，可以通过日常生活和饮食进行调整。如果情况持续时间长且情况较为严重，请及时就医。

药膳一

樱桃龙眼羹

对　　症：月经量少，颜色淡，头晕眼花，失眠。

功　　效：养血补血，养心安神。

食用药材：樱桃 30 g，龙眼 10 g，枸杞子 10 g，白砂糖适量。

烹饪方法：将龙眼、枸杞子放入锅中，适量加水，煮到龙眼、枸杞子充分膨胀后，加入樱桃，盖上锅盖煮至沸腾，加入白砂糖调味后即可食用。

食用方法：月经前 10 天开始服用，每天 1 次，至月经来潮时可停用，连续服用 3 个月经周期。

中医小贴士

①樱桃：樱桃是一种水果，果实呈圆形，外果皮较薄，果汁量大，

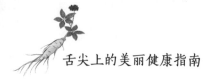

颜色一般为浅红色。樱桃可作为药用，其性味甘温，有美白淡斑、收涩止痛等功效，常用于病后气虚、脾失健运；也可用于防治贫血。车厘子属于樱桃的一种，产于欧洲，果皮多为暗红色，含有大量铁元素，其补血的作用更佳。

②**龙眼**：性味甘、温，归心、脾经，可养血安神，用于治疗失眠健忘，《神农本草经》载其久服可强壮体魄。

药膳二

红花乌鸡汤

对　　症：月经量少，夹有小血块，小腹胀痛。

功　　效：养血活血，益气通经。

食用材料：乌鸡 1 只，红花 10 g，盐适量。

烹饪方法：乌鸡洗净切块，焯水；将乌鸡块、红花、生姜、黄酒倒入锅中，大火煮沸后，改为小火慢熬 60 分钟，出锅 5 分钟前放盐，炖至熟烂后，食肉喝汤。

食用方法：月经前 10 天开始服用，每天 1 次，至月经来潮时可停用，连续服用 3 个月经周期。

①红花：性味辛、温，归心、肝经，具有活血化瘀、通经止痛的作用。常用于血瘀痛经，血滞经闭。红花浸酒还可以治疗跌打损伤。

②乌鸡：肉骨俱黑，是补虚劳、养身体的佳品。本身含有多种氨基酸和微量元素，其营养价值高于普通肉鸡，可做药用。

药膳三

生姜羊肉豆腐汤

对　　症：月经量少，小腹冷痛，得温则减。

功　　效：温中活血，益气调经。

食用材料：羊肉 50 g，生姜 25 g，豆腐 250 g，油、调料各适量。

烹饪方法：将羊肉、生姜洗净切片，豆腐切块，留作备用；将锅烧热，倒入少许食用油，放入生姜煎至有香味时，放入羊肉片翻炒，再加入适量清水煮沸，煮沸后放入豆腐，出锅前放入调料调味即可，食肉喝汤。

食用方法：月经前 10 天开始服用，每天 1 次，至月经来潮时可停用，连续服用 3 个月经周期。

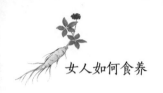

中医小贴士

①生姜：具有解表散寒、温中止呕、温肺止咳的功效。如果患有打喷嚏、流清鼻涕的感冒轻症，可以选用生姜水以缓解病情；如果患有痛经，则可以选用生姜红糖水。

②羊肉：它既能抵御风寒，又可温补身体，对一般风寒咳嗽、虚寒哮喘、体虚怕冷或产后身体虚亏等虚损症状均有治疗和调养的作用，最适宜于冬季食用，故被称为冬季补品，深受人们欢迎。

六、经期延后的药膳食疗

行经时间超过7天，甚至淋漓半月才干净，我们称其月经延后。

月经延后了怎么办呢？首先，要学会缓解压力，保持好心情，少熬夜，克服月经带给我们的压力。其次，生活上要注意保暖，可以适当选用艾灸、暖贴、暖水袋等保暖物品。也可以适当地进行体育锻炼，适当的锻炼可以提高身体的免疫力，还可以起到调理月经的作用。最后，如果情况比较严重，请及时就医。

药膳一

乌鸡茯苓汤

对　　症：行经时间在 7 天以上，
　　　　　甚至淋漓半月，颜色
　　　　　淡，质清晰。

功　　效：补虚养血，益气调经。

食用材料：乌鸡 1 只，茯苓 9 g，大
　　　　　枣 10 枚。

烹饪方法：将鸡清洗干净，大枣、
　　　　　茯苓放入鸡腹内，放入锅
　　　　　内煮 1 小时，煮熟后去除
　　　　　配料，食鸡肉饮汤。

食用方法：月经前 10 天开始服用，每天 1 次，至月经来潮时可停用，
　　　　　连续服用 3 个月经周期。

―――――――――――― 中医小贴士 ――――――――――――

①**茯苓**：性味甘、淡、平，具有渗湿利水、健脾和胃、宁心安神的功效。可以治疗脾虚食少、泄泻、心悸不安和失眠健忘。现代研究表明，茯苓具有抗癌的作用，可以提高身体免疫力，防止癌细胞对身体的侵害。

②**乌鸡**：肉骨俱黑，是补虚劳、养身体的佳品。

③**大枣**：性温、味甘，具有补脾和胃、生津养血安神的作用。

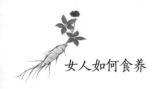

药膳二

马齿苋荠菜粥

对　　症：行经时间 7 天以上，甚至淋漓半月，颜色深；白带增多或发黄。

功　　效：益气养血，清热调经。

食用材料：马齿苋、荠菜、粳米，调料适量。

烹饪方法：将马齿苋、荠菜洗净切碎，放置一旁备用；粳米淘洗过后，放入锅中，加入适量清水，待煮到粳米开花以后放入马齿苋、荠菜，出锅前 5 分钟放入调料调味即可。

食用方法：月经前 10 天开始服用，每天 1 次，至月经来潮时可停用，连续服用 3 个月经周期。

[中医小贴士]

①**马齿苋**：可食用，也可药用。有清热利湿、解毒消肿的作用。现代研究表明，马齿苋中含有大量的多糖、黄酮、生物碱类等物质，具有抗炎、减轻肌肤刺痛、促进肌肤修复的功效。很多化妆品公司对其进行了提炼，对于敏感肌肤具有增强皮肤屏障功能的作用。

②**荠菜**：茎叶可作蔬菜食用。全草可入药，有清热、止血、消积的功效。种子里含油，属干性油，现代多可用来制作油漆及肥皂。

药膳三

当归红花粥

对　　症：行经时间 7 天以上，甚至淋漓半月，量少色暗有块，小
　　　　　腹疼痛拒按。

功　　效：调经理带，活血化瘀。

食用材料：当归 8 g，红花 1 g，鸡
　　　　　汤一大碗，白米适量，
　　　　　调味料适量。

烹饪方法：红花清水洗净后，装
　　　　　进棉布袋内，当归切片，
　　　　　也放入袋内，扎紧。白
　　　　　米淘洗干净，加入鸡汤，与
　　　　　装有中药的麻布袋一起熬制成粥，煮
　　　　　沸后改成小火慢熬，熬至米粒熟烂，出锅前 5 分钟放入
　　　　　调味料即可。

食用方法：月经前 10 天开始服用，每天 1 次，至月经来潮时可停用，
　　　　　连续服用 3 个月经周期。

中医小贴士

红花：具有活血化瘀、通经止痛的作用。

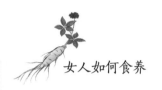
七、排卵期出血的药膳食疗

排卵期出血是指月经周期基本正常，在两次月经中间的"氤氲之时"，即西医所说的排卵期，出现周期性阴道少量出血的情况，中医学称之为"经间期出血"。

突如其来的排卵期子宫异常出血，到底是怎么回事呢？其中一部分是突发的异常生理状况，例如偶尔出血一两次，或仅仅一两天有出血情形且出血量少者，不属于疾病范畴，与服用避孕药及使用含激素成分药物等因素有关。若出现反复出血且出血量多，请及时去医院就诊，可能为子宫肌瘤、卵巢肿瘤等疾病的初期征兆，应进行相关检查，以免延误病情。

药膳一

艾叶薏仁粥

对　　症：周期性经间期出血，伴随困倦无力，不喜欢说话。

功　　效：温经止血。

食用材料：艾叶 6 g，薏苡仁 10 g，糯米 50 g，鸡蛋 1 个，花椒、细盐各适量。

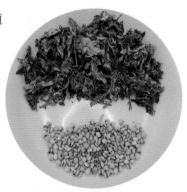

烹饪方法：先将糯米和薏苡仁煮成粥，备用。将艾叶与鸡蛋同煮至
　　　　　鸡蛋熟，取汤放入薏苡仁粥内，待粥熟后再加入艾叶、
　　　　　鸡蛋，鸡蛋去壳，可根据自身口味蘸花椒、细盐，与粥
　　　　　同食。

食用方法：吃蛋饮粥，每天 2 次，连服一周，经期停服。

────────────┤ 中医小贴士 ├────────────

①艾叶：属于极易就地取材的一味中草药，用于吐血、衄血、崩漏、
月经过多、胎漏下血、少腹冷痛、经寒不调、宫冷不孕、皮肤瘙痒等。
鲜艾叶常可用作食疗及外用治疗；干艾叶用作内服中药或加工制成
艾条使用。

②薏苡仁：舒筋除痹，利水消肿，健脾祛湿。现代药理研究证实，
其具有降血糖、抗肿瘤、增强免疫功能、解热、镇痛、镇静、抗炎、
抑菌、抗病毒、抗血栓、降血压、驱蛔、抑制骨骼肌痉挛以及美容
护发等多种功能。

药膳二

三七当归汤

对　　　症：周期性经间期出血，并出现经色紫暗，或有血块，小腹
　　　　　刺痛拒按，情志抑郁，胸胁、乳房胀痛，舌质紫暗，舌体、
　　　　　舌下或有瘀点等症。

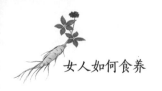

功　　效：补血活血，祛瘀调气。

食用材料：三七 5 g，当归 15 g，香
附 10 g，瘦肉 100 g，
黄酒适量。

烹饪方法：将瘦肉洗净，切成小
块备用；将三七、当归、
香附和瘦肉一起放入锅
中，加入适量清水；大火煮
沸后，改用小火焖煮 1 小时，加
入适量黄酒调味后，即可食用。

食用方法：早晚温服，经行前一周开始服用。

中医小贴士

①**三七**：又名"金不换"，性甘温、味微苦，具有散瘀止血、消肿止痛的作用，用于各种出血及疼痛疾病。自古就有"人参补气第一，三七活血第一"的说法，三七不仅可以活血，而且具有良好的止血作用，对于瘀滞导致的出血有很好的疗效。

②**香附**：味辛、微苦、微甘，性平，具有疏肝理气、调经止痛的功效。常用于治疗肝郁气滞、胸胁胀闷作痛、胃痛、腹痛、月经不调、痛经等疾病。香附能调节卵巢功能，促进雌激素分泌和卵泡的成熟，是疏肝解郁、妇科调经之要药。

八、功能性子宫出血的药膳食疗

因卵巢性激素分泌机制失常引起的异常子宫出血称为功能失调性子宫出血（简称功血）。本病多发生于妇女青春期及围绝经期，亦可发生于生育期。临床表现为月经周期失去正常规律，如月经过多，经期延长，甚至不规则阴道流血等。本病中医诊断为"崩漏病"，根据病情亦可归属于"经期延长""月经先期""月经量多"等范畴。

首先要注意观察出血量，如果出血量大，请及时去医院就诊，防止感染。日常生活中，注意调节情志，避免过度精神刺激，出血期间避免重体力劳动，必要时卧床休息；重视饮食调养，勿过食辛辣、生冷食品；加强锻炼，增强体质，注意劳逸结合。

药膳一

参芪红莲粥

对　　症：适用于月经提前，量多，颜色
　　　　　淡，质地清稀，容易疲劳
　　　　　乏力，没有食欲，心慌。

功　　效：益气摄血。

食用材料：人参6g，黄芪3g，大枣
　　　　　15枚，红莲（去心）、粳

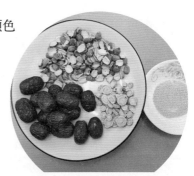

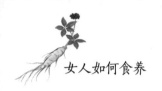
米各 60 g。

烹饪方法：先将人参、黄芪用清水 600 mL，文火煮取 200 mL 去渣；
大枣去核，与红莲、粳米共煮为粥。

食用方法：每天 1 料，月经前可连食 1 周。

〔中医小贴士〕

①**人参**：是一种名贵的中药材，味甘、微苦，具有补气固脱、健脾
益肺的功效，同时还能强心益智、养血生津，具有非常好的补虚效果。

②**黄芪**：味甘，性微温，具有补气、生血、摄血、行滞、敛疮生肌
的作用，主治血虚萎黄、气不摄血的崩漏便血，气虚血滞的疼痛麻
木及半身不遂等。《景岳全书·本草正》："黄芪，生者微凉，可
治痈疽；蜜炙性温，能补虚损。"

③**红莲**：是保留种皮的"莲子"，味甘涩、性平，入心、脾、肾经，
具有补血、补脾益肾、养心安神之功效，可以收敛浮越之心阳，使
人宁静而容易入睡，被《神农本草经》列为上品。

药膳二

首乌黄芪乌鸡汤

对　　症：头晕耳鸣，午后易汗，心慌失眠，胆怯易受惊，疲劳乏力，
腰酸背痛等；功能性子宫出血。

功　　效：补气血，滋肝肾。

食用材料：乌鸡肉 200 g，制何首乌 20 g，黄芪 15 g，大枣 10 枚，盐适量。

烹饪方法：将黄芪、制何首乌、大枣、乌鸡肉洗净，乌鸡去脂肪，切成小块。把全部用料一齐放入砂锅内，加清水适量，武火煮沸后，文火煮 2 小时，加少量盐调味。

食用方法：每天 1 料，可连食 1 周，随量饮汤食肉，经前服用。

> 中医小贴士

①何首乌：补肝肾、益精血、乌须发、强筋骨，可以用于血虚萎黄、眩晕耳鸣、须发早白、腰膝酸软、肢体麻木、崩漏带下、久疟体虚等疾病。

②乌鸡：乌鸡肉具有丰富的氨基酸、维生素以及铁、铜、锌等多种微量元素，能调节人体生理功能，增强机体免疫力，特别适合老人、儿童、产妇及久病体弱者食用。

九、闭经的药膳食疗

闭经是妇科常见症状，临床表现为月经停闭、生殖内分泌功能

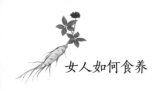
失调或低下，分为原发性闭经与继发性闭经。女子年逾18周岁月经尚未初潮，称原发性闭经；曾有月经来潮而又中断达6个月以上者，称继发性闭经。本病中医亦称"闭经"，古籍中称之为"经闭""女子不月""经水不通"等。

月经长期未行，我们应该怎么做呢？中医认为闭经多与肝肾不足、气血亏虚、阴虚血燥、血海空虚、痨虫侵及胞宫、气血瘀滞、痰湿阻滞冲任有关。预防闭经的方法较多，如日常生活中注意情绪调节，保持乐观豁达的心态，避免过度精神刺激；合理饮食，不宜过食肥甘滋腻、生冷寒凉、辛烈香燥；加强锻炼，增强体质，注意劳逸结合；节房事和生育，避免生育或流产过多、过频；注重个人卫生，生活起居要有规律。

药膳一

菠菜猪肝汤

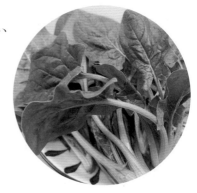

对　　症：面色萎黄，视力减退、两目干涩，大便秘结；闭经。

功　　效：养肝补血，润燥滑肠。

食用材料：菠菜200 g，猪肝100 g，油、盐、姜片各适量。

烹饪方法：菠菜洗净、切长段,猪肝洗净,切块。锅中加水,放入姜片、
　　　　　植物油,烧沸后放入菠菜,煮至菜变深色。猪肝入锅煮熟,
　　　　　入盐调味即成。

食用方法：每天1料,连服7天。

───────────── 中医小贴士 ─────────────

①菠菜：含有大量的膳食纤维、胡萝卜素及铁元素,具有促进肠道
蠕动、保护视力及促进儿童生长发育等作用。

②猪肝：具有补肝,养血,明目的作用。治血虚导致的面色萎黄,
夜间视物模糊,结膜有明显血丝,下肢浮肿等疾病。

药膳二

香附桃仁粥

对　　症：闭经伴胸胁、乳房胀痛,容易
　　　　　烦躁发脾气,舌质颜色暗
　　　　　沉,边上有瘀点等。

功　　效：活血通经。

食用材料：香附30 g,桃仁15 g,粳
　　　　　米50 g,红糖30 g。

烹饪方法：香附水煎取液;将桃仁捣烂
　　　　　加水浸泡,研汁去渣;与粳米、
　　　　　香附水煎液,红糖同入砂锅,加水

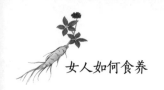

适量，用文火煮成稀薄粥，温热食用。

食用方法：每天 2 次，连服数天。

┌─ 中医小贴士 ─┐

①香附：原名"莎草"，始载于《名医别录》。味辛、微苦、微甘、性平，归肝、脾、三焦经。具有行气解郁、调经止痛的功效。主要用于肝郁气滞，胸胁、脘腹胀痛，消化不良，胸脘痞闷，寒疝腹痛，乳房胀痛，月经不调，经闭痛经。

②桃仁：始载《神农本草经》，其含有苦杏仁苷、苦杏仁酶、脂肪油和维生素 B_1，具有破血行瘀、润燥滑肠的功效，可以镇痛、消炎、解毒、通便。一般为祛瘀常用药。

第二章

月经前后诸证的药膳调理

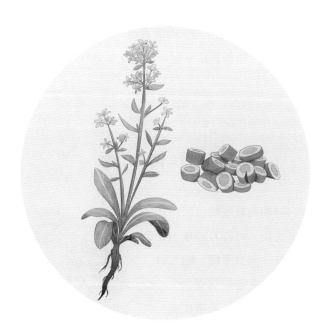

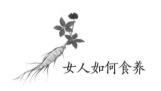

一、经行乳房胀痛的药膳食疗

经行乳房胀痛是指月经前后或行经期间出现的乳房胀痛不适。

为了预防经行乳房胀痛和减轻经期乳房胀痛的症状，有以下建议供大家参考。1.保持心情舒畅，避免过度劳累。2.饮食不能过于油腻，忌吃辛辣，应以清淡为主，但须保证正常的营养摄入。为疏理肝经，可适量增加理气的食物，如：柿饼、青皮、玫瑰花、佛手等。3.选择适合自己的内衣，内衣最好不要带有钢圈；也可多按摩胸部，睡觉前通过热敷乳房来缓解乳房胀痛症状。

药膳一

沙参猪肚汤

对　　症：经期两乳胀痛，乳房按之柔软
　　　　　无块；可伴月经量少，色
　　　　　淡，两目干涩，咽干口
　　　　　燥，五心烦热等。

功　　效：滋肾补脾，通络止痛。

食用材料：南沙参10 g，莲子15 g，
　　　　　薏苡仁15 g，猪肚150 g，
　　　　　生姜10 g，料酒、食盐各适量。

烹饪方法：将猪肚用热水洗净，刮去内膜，莲子和薏苡仁用水泡发。砂锅中水开后放入各种材料，加少许料酒，文火慢炖1小时，加入适量食盐，盖上锅盖再煮3～5分钟，调味后饮汤吃肉。

食用方法：月经前5～10天开始服食，每天1次，至月经来潮时可停服，连续服食3个月经周期。

───────── 中医小贴士 ─────────

①**南沙参**：味甘，微苦，性微寒；归肺、胃经。有滋补肺阴、清肺止咳的功效，常用于治疗心脾痛、头痛、妇女白带异常等疾病。

②**莲子**：味甘、涩，性平；归脾、肾、心经。具有补脾止泻，止带，益肾涩精，养心安神之功效。常用于治疗脾虚泄泻、遗精、心悸失眠等病症。

③**猪肚**：具有健脾养胃、补虚损、增强体质的作用，猪肚中含有丰富的蛋白质以及镁、铁、钙等微量元素，可以调节免疫力以增强体质，改善气血不足引起的乏力、头晕、咳嗽。猪肚性偏温，体寒气虚的患者也可以适当进食。猪肚还可以调节胃肠道功能，针对脾虚引起的消化不良、水湿运化异常有辅助治疗作用。

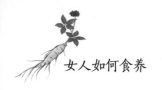
药膳二

陈皮蜂蜜柚子茶

对　　症：经前乳房胀痛、肤色黯淡无光、
　　　　　消化不良、排便不畅等。

功　　效：疏肝理气，通络止痛。

食用材料：陈皮、柚子皮、白酒、
　　　　　冰糖、蜂蜜均适量。

烹饪方法：陈皮、柚子皮等量切碎
　　　　　后加入适量白酒浸泡于罐
　　　　　中。食用时，上锅煮水，放
　　　　　入适量冰糖，熬化后放入适量浸泡后的陈皮和柚子皮，
煮大约 10 分钟，待柚皮煮到半透明时将大火转至小火再
煮约 30 分钟，柚子茶的颜色由白色变为黄色，待水分耗
干即可关火。放凉后加入适量蜂蜜拌匀，每天早晚加水
饮用。

莲花健康食用方法：月经前 5～7 天开始服食，每天早晚各 1 次，至
　　　　　月经来潮时可停服，肠胃功能不佳者可减少服用次数。

〔 中医小贴士 〕

①**柚子皮**：味辛、甘、苦，性温；归脾、肺、肾经。用于治疗气郁胸闷，
脘腹冷痛，食积，泻痢，咳喘，疝气等疾病。对于去胃中恶气，解酒毒，
消除饮酒者口中的异味，消食，化痰，散愤懑之气有很好的疗效。

②**陈皮**：味苦、辛，性温；归肺、脾经。可以理气健脾，对于兼有脘腹胀满、食少吐泻、咳嗽痰多的乳房胀痛，有很好的疗效。

药膳三

肉苁蓉归芍蜜饮

对　　症：经行乳房胀痛，内分泌失调。

功　　效：调理冲任，活血散结。

食用材料：肉苁蓉15g，当归5g，
　　　　　赤芍10g，柴胡5g，
　　　　　半夏10g，蜂蜜适量。

烹饪方法：将以上食材洗净，晾
　　　　　干或切碎，同放入砂锅，
　　　　　加适量水，浸泡5分钟，
　　　　　煎煮30分钟，用干净纱布过
　　　　　滤，取汁放入容器，待其温热时，加
　　　　　入适量蜂蜜，拌匀即可饮用。

食用方法：月经前5～10天开始服食，每天上、下午各一次，至月
　　　　　经来潮时可停服，连续服食3个月经周期。大便稀溏者
　　　　　慎服。

[中医小贴士]

①**肉苁蓉**：是一种药用价值非常高的中药，味甘、咸，性温，归肾、

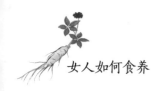
大肠经；能补肾阳、益精血；主治肾阳虚衰，腰痛脚弱，耳鸣目花，月经延期。它还有一定的抗衰老作用和调整内分泌、促进代谢的作用。

②当归：甘、辛、温，归肝、心、脾经。能补血活血，调经止痛，润燥滑肠。主治血虚诸证以及月经不调、痛经、崩漏等妇科疾病，也可用治虚寒腹痛，肠燥便难。

二、经行头痛的药膳食疗

经行头痛是指月经期间及行经前后出现的头痛。

其实，经行头痛属于血管性头痛的一种，这是由于女性体内雌孕激素水平变化而引起。医学研究显示，女性体内的雌孕激素具有调节血管张力的作用，月经期间雌孕激素水平的降低，会使血管处于不稳定状态，部分比较敏感的女性就会出现血管性头痛，表现为搏动性、跳动性的头痛。而当月经过后，雌孕激素水平升高，头痛就可以缓解。另外，部分女性由于工作压力较大以及经期休息不足等，也会引起或加重月经期间的头痛。所以，我们应该注意：1. 经期会出现很多不良情绪，如：容易发脾气，感到焦虑、紧张、抑郁，这些不良情绪会诱发或者加重经期头痛，所以女性在经期一定要调节好自己的情绪，学会减压。2. 饮食需要低盐，忌辛辣刺激，咖啡、浓茶、含酒精的饮料也应该尽量避免。3. 经期头痛的发生和睡眠不足有很大关系，所以经期女性一定要注意生活作息，保证睡眠充足，避免过度用脑，也不要过度劳累。

药膳一

桑叶荷叶粥

对　　症：经期出现头痛、头晕、身痛，
　　　　　内分泌失调。

功　　效：疏肝益气，解热镇痛。

食用材料：桑叶 10 g，荷叶 10 g，
　　　　　大米 100 g，小米 50 g，
　　　　　白糖适量。

烹饪方法：砂锅中注水烧开，放入桑
　　　　　叶、荷叶，搅拌均匀，小火
　　　　　煮 15 分钟，直至析出其有效成分。
　　　　　捞出桑叶和荷叶，加入洗好的大米、小米，小火慢煮至米
　　　　　粒熟透，可加入适量白糖，搅拌均匀后即可食用。

食用方法：月经前 3 ~ 5 天开始服食，每天早、晚各 1 次，至月经来
　　　　　潮时可停服，连续服食 3 个月经周期。

———————————————— 中医小贴士 ————————————————

①**桑叶**：味苦、甘，性寒；归肺、肝经。可疏散风热，清肝明目，
清肺润燥。桑叶中含有丰富的氨基酸、维生素以及多种生理活性物质，
具有降血糖、降血压、降血脂、延缓衰老等多种保健功效。

②**荷叶**：味苦，性平；归肝、脾、胃经。有清暑化湿，升发清阳，
凉血止血之功效。可用于暑热烦渴，暑湿泄泻，脾虚泄泻，血热吐衄，

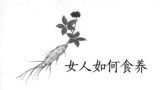

便血崩漏等。

③**小米**：小米是北方人喜爱的主要粮食之一，含有丰富的铁质、维生素B、钙质、钾、纤维素和淀粉，进食小米有利于保护发质，还可滋润皮肤，具有补脾胃、补肾、养心安神、美容养颜等功效。

药膳二

天麻乌鸡汤

对　　症：经行头痛，伴有头晕耳鸣、
　　　　　烦躁失眠，月经提前、
　　　　　月经量少而经色暗红。

功　　效：养阴补虚，息风止痛。

食用材料：天麻10g，黄精5g，
　　　　　枸杞子10g，乌鸡
　　　　　250g，大枣6枚，生姜2
　　　　　片，盐适量。

烹饪方法：以上食材洗净，乌鸡肉加料酒过水去腥后，将所有材料放入砂锅，加水适量，大火煮开后转小火慢炖一个半小时，加盐调味即可食用。

食用方法：一周2~3次，四季皆宜。

中医小贴士

①**天麻**：味甘，性平；归肝经。有息风止痉，平抑肝阳，祛风通络

之功效。天麻可以降低外周血管、脑血管和冠状血管阻力，还可降血压、减慢心率、镇痛抗炎，是一种很好的药膳食材。

②**黄精**：味甘，性平；归脾、肺、肾经。可补气养阴，健脾，润肺，益肾。多用于治疗脾胃气虚、体倦乏力、口干食少、肺虚燥咳、精血不足、腰膝酸软、须发早白、内热消渴等症状。

③**枸杞子**：具有滋补肝肾的作用，能够缓解肝肾不足引起的乏力、腰膝酸软、头晕、耳鸣、遗精。枸杞子的明目效果也比较理想，对长时间用眼、肝肾不足引起的目眩、视物模糊有治疗效果。枸杞子还可以润肺，虚劳咳嗽、消渴患者可以吃枸杞子改善症状。现代医学表明，枸杞子还有增强免疫力、抗衰老、抗肿瘤等作用。

药膳三

核桃山药煲猪脑

对　　症：肝肾亏虚导致的腰酸、耳鸣、头晕伴经期隐隐头痛。

功　　效：滋补肝肾、养血补血。

食用材料：核桃仁 10 g，山药 40 g，猪脑 1 只，黄酒、精盐各适量。

烹饪方法：提前将猪脑浸于碗中，泡出血水，撕去筋膜备用，

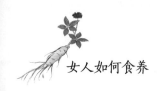

将山药、核桃仁分别用清水洗净，与猪脑一起放入锅里，加适量水，大火煮开后转小火炖2小时左右。加黄酒、精盐，再炖10分钟左右即可。

食用方法：一周2～3次，四季皆宜。

【中医小贴士】

①**核桃仁**：是医学界公认的抗衰老物质，所以核桃有"万岁子""长寿果"之称。核桃能通命门，利三焦，益气养血，也有净化血液、降低胆固醇、健脑防老的作用。

②**山药**：是人类最早食用的植物之一。其味甘，性平；归脾、肺、肾经。具有补脾养胃，生津益肺，补肾涩精，清热解毒的功效。现代医学证明，山药能使加速有机体衰老的酶活性显著降低，是不可多得的健康营养美食。

③**猪脑**：含有丰富的钙、磷、铁，具有益肾补脑、养肌润肤的作用，对于防治头痛，特别是各种虚性的头晕头痛等有一定的作用。但是猪脑中胆固醇含量极高，不太适合高血脂的人群食用。

三、经行眩晕的药膳食疗

经行眩晕是指月经前后出现的头晕目眩、视物模糊，严重时甚至还会出现晕厥的情况。

经行眩晕除了月经期间感到头晕之外，常常也伴随着头痛、烦躁、精神紧张、情绪波动等多种身体不适的症状，这可能与失血、激素水平变化有关。那么我们平时应该怎么做才能避免或者缓解头晕呢？1. 注意保暖，特别是腹部不能受寒；2. 保持充足的睡眠时间，不要熬夜；3. 清淡饮食，多喝水，多吃水果蔬菜，多样化饮食以补充营养。此外，还要注意充分休息，放松心情，尽量消除紧张情绪。

药膳一

黄芪粥

对　　症：月经前后容易头晕目眩。

功　　效：补气养血。

食用材料：黄芪 20 g，粳米 50 g，红糖适量。

烹饪方法：将黄芪加 200 mL 水，煎煮至 100 mL，过滤得到药汁。粳米煮熟后加入药汁和红糖，再炖煮 5~6 分钟即可。

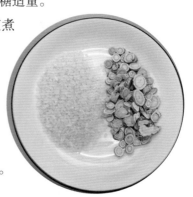

食用方法：平时可一周食用多次，食用时趁热，早上最适宜。

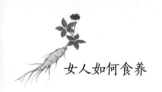
中医小贴士

①黄芪为补气诸药之最，是人们熟知的补气药，有补气升阳、固表止汗等功效。《本草纲目》言"芪者，长也，黄芪色黄，为补药之长，故名之"。

②黄芪粥提气作用很强，最适宜早上喝，喝完之后，一整天都会精神十足。

③三伏天暑湿伤气，用黄芪进补正当其时。但要注意的是，黄芪粥是补虚的，实证、表邪不宜。

药膳二

红枣桂圆血米粥

对　　症：月经前后容易头晕、面色苍白。

功　　效：养心补血。

食用材料：大枣（红枣）20 枚，龙眼（桂圆）30 g，血糯米 200 g，红糖适量。

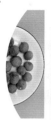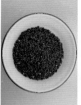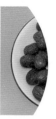

烹饪方法：大枣洗净去核后与龙眼、血糯米放入锅中，加水熬制成粥，出锅前加入适量红糖调味，趁热食用。

食用方法：月经期都可食用，1 周 3 次以上。

中医小贴士

①**大枣、龙眼**：大枣味甘，性平，可以改善血虚萎黄；龙眼可以补心脾、益气血、健脾胃。

②**血糯米**：属于黑米的一种，主要有养肝养颜、滋阴补血的功效，又被称为补血米、长寿米，兼可润肠通便、暖胃养胃、补气健体。

③女性经期失血过多出现头晕眼花、面容苍白等情况时，常喝加红糖的红枣桂圆血米粥，能有效改善贫血症状。

药膳三

鸡肉首乌当归汤

对　　症：月经前后容易头晕眼花、身体疲倦。

功　　效：补益肝肾，益气养血。

食用材料：鸡肉250 g，何首乌18 g，当归15 g，枸杞子15 g，盐适量。

烹饪方法：将鸡肉洗净后切块，与洗净的何首乌、当归、枸杞子同放入砂锅，加水适量，用大火煮沸后再用小火炖至鸡肉熟烂，加盐调味，饮汤食肉。

食用方法：经期前1周开始食用到经期为止，平时也可经常食用。

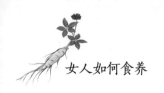

中医小贴士

鸡肉补气血,何首乌养肝肾补血,当归养血和血,枸杞子补肝肾、明目,共同食用有补肝肾、益气血之功效,对于肝血不足所致的头晕眼花、容易疲倦等症状有非常良好的改善作用。

四、经行口糜的药膳食疗

经行口糜指女性月经前后出现口腔、舌黏膜溃破糜烂,月经结束后自愈,相当于现代医学的口腔溃疡。

本病发生的部位在口舌,病因总体为胃内腑热或是阴虚火旺,因此我们要预防它的发生,可以从以下几方面入手:1.注意饮食调节,忌食辛辣、肥甘食物,多吃新鲜蔬菜与水果等;2.保持心情舒畅,避免情绪过度紧张等;3.注意口腔卫生,每天早晚刷牙,餐后及时漱口。

药膳一

荷叶冬瓜汤

对　　症:经期口腔、舌黏膜出现溃疡,口角糜烂。

功　　效:清热解毒,生津。

食用材料：鲜荷叶 1 张或干荷叶 20 g，
鲜冬瓜 500 g，油、盐各适量。

烹饪方法：荷叶洗净后剪碎，冬瓜
连皮洗净、切块，一
起放入砂锅，加入清
水煲汤，煮熟后加适量
油、盐调味，喝汤食冬瓜。

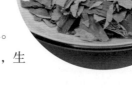

食用方法：经行前 1 周或后 1 周服用，生
理期不宜食用。

〔中医小贴士〕

①荷叶的功效是清暑解热、促进代谢、降脂降压；冬瓜味甘性寒，
具有清热利水、消肿的功效，冬瓜皮清热利水、消肿的功效更强，
因此冬瓜带皮煮汤能加强清热消肿的功效。

②值得注意的是，荷叶是寒性的，久食会损伤脾胃阳气，出现腹泻
或其他一些症状，因此不可长时间食用。

药膳二

淡竹叶粥

对　　症：月经前后口舌糜烂、烦热口渴、牙龈肿痛。

功　　效：清热解毒。

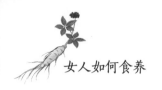
食用材料：淡竹叶 30 g，粳米 100 g，白
　　　　　糖适量。

烹饪方法：将淡竹叶和粳米洗净，
　　　　　锅中放入清水、淡竹
　　　　　叶，煮沸后约 10 分钟，
　　　　　滤去渣质，加入粳米，
　　　　　煮熟，加适量白糖调味
　　　　　即可。

食用方法：经行前 1 周或后 1 周服用，
　　　　　月经期不宜食用。

中医小贴士

①淡竹叶：味甘、淡，性寒，入心、小肠经，具有清热除烦、利尿的功效。熬煮时不宜久煎，入食以鲜品为佳，煮粥时宜稀薄，不宜稠厚。

②体虚有寒者要避免食用淡竹叶，以免刺激胃肠道，引起腹痛、腹泻等不适。

药膳三

西瓜翠衣茶

对　　症：月经前后口舌糜烂、烦热口渴。

功　　效：清解心火。

食用材料：西瓜翠衣 10 g，冰糖适量。

烹饪方法：西瓜翠衣加开水泡茶，
　　　　　加适量冰糖调味。

食用方法：平时饮用，生理期不
　　　　　可饮用。

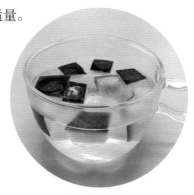

〔中医小贴士〕

西瓜翠衣：性味甘凉，入脾、胃二经，可治暑热烦渴、口舌生疮、小便短少、水肿等病症。《丹溪心法》中提到"治口疮甚者，西瓜皮烧灰敷之"。由于其寒凉之性，脾胃虚弱的人不宜频繁食用，月经期也不宜食用。

五、经行吐衄的药膳食疗

经行吐衄指女性月经期间或月经前后有规律的口鼻、皮肤甚至眼耳出血，中医又称"倒经""逆经"。

中医认为经行吐衄是血热气逆、迫血妄行所致，多分为肝经郁热、肺肾阴虚等证型。想改善这种情况，平常要做到以下几点：1.少吃辛辣刺激、热性食品，如酒、羊肉、辣椒等，这些食物多吃易上火，

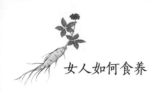
会导致或加重出血，应多吃蔬菜、水果；2.作息规律，保证充足睡眠，一天中养肾最佳的时间是早上5-7点，养肝最佳时间是晚上11点至次日凌晨1点，最好在23点前入睡；3.注重心理调养，修身养性。郁怒伤肝，生气会干扰体内气血的运行。除了以上这些，还可通过药膳食疗来调养。

药膳一

百合玉竹鸡蛋饮

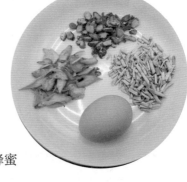

对　　症：经期或经后吐血、鼻出血，平时易头晕耳鸣，颧骨潮红，手足心发热，口干舌燥，夜间出汗，失眠多梦。

功　　效：滋阴补肾，生津润肺。

食用材料：百合9g，玉竹9g，白茅根5g，鸡蛋1个，蜂蜜适量。

烹饪方法：百合、玉竹、白茅根煎出药汁，冲鸡蛋服，可加入适量蜂蜜调味。

食用方法：月经前5～7天每天晨起服用。

①百合：能润肺止咳、清心安神，常用于咽痛咯血、虚烦失眠、多梦等病症。百合富含多种抗氧化、抗抑郁的活性物质，日常多食可美容养颜、调节情绪。

②玉竹：归肺、胃二经。有滋阴润肺、生津养胃的功能，常用于缓解热性咳嗽、舌干口渴等症状。富含抗氧化、调节免疫、降血糖等营养成分，可作为保健食品。

③白茅根：能凉血止血、清热利尿。常用于各种热性出血和小便不利、水肿及黄疸等病症，具有抗氧化、抗炎、抗肿瘤等多种药理作用。

④鸡蛋：是我们餐桌上常常见到的食材，其营养丰富，是优质蛋白质、B族维生素的良好来源，还能提供一定的脂肪、维生素A和矿物质，具有保护肝脏、健脑益智、保护视力等功效。适合各个年龄阶段的人食用。

药膳二

牛膝高粱粥

对　　症：经前或经期吐血、鼻出血。平时头晕耳鸣，腰膝酸软，易疲劳，痛经，月经夹杂血块。

功　　效：活血祛瘀，引血下行。

食用材料：牛膝 15 g，高粱米 250 g，冰糖适量。

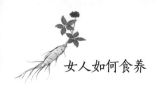

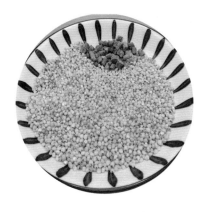

烹饪方法：牛膝、高粱米加水煮粥，粥成后加入适量冰糖，再煮片刻即成。

食用方法：月经前 3～5 天每天 1 次。

─────────── 中医小贴士 ───────────

①**牛膝**：入肝、肾二经，能活血化瘀、引血下行、补益肝肾，常用于吐血、衄血、腰膝酸痛、下肢无力、月经不调、痛经等病症，许多中老年人常用牛膝泡酒来强筋壮骨。

②**高粱米**：常见的药食两用食材之一，是粗粮的一种，古书记载高粱米"益气，治诸热，补不足"，可以益气、健脾、清胃，含有丰富的膳食纤维等营养物质。

药膳三

桑叶苦丁茶

对　　症：经前或经期吐血、鼻出血。平时心烦易怒，口干口苦，胁肋部胀痛，小便黄，便秘。

功　　效：疏肝清热、滋阴补肾。

食用材料：冬桑叶15 g，苦丁茶15 g，
冰糖适量。

烹饪方法：冬桑叶、苦丁茶加水
煎汤，去渣取汁，加
入冰糖。

食用方法：日常代茶饮，经期及经
期前后3~5天不饮用。

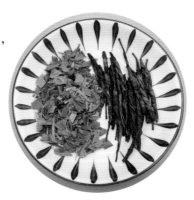

【中医小贴士】

①**冬桑叶**：打霜之后采收的桑叶称为冬桑叶，能清肝经风热、凉血
止血，常用于治疗外感风热、目赤涩痛、咽喉肿痛、吐血衄血等病症。

②**苦丁茶**：味甘、苦，性寒，归肝、肺、胃经，具有清热平肝、除
烦解渴的功效，与桑叶同煎代茶饮还有降血压的作用，缓解头胀头疼，
但经期女性、肠胃脆弱的人不宜饮用。

六、经行浮肿的药膳食疗

经行浮肿，即经期或月经前后，周期性出现面目浮肿或（和）
肢体水肿，经后逐渐消退，或称"经来遍身浮肿"。

经行浮肿常伴月经量多、怕冷、食欲不振、食少、腹胀、神疲肢倦、
腰膝酸软、大便稀溏、夜尿多等症状。想要消除水肿、颜值回春，

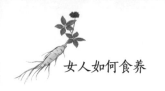

生活方式就要注意了：平时应适当运动，增强体质；饮食应营养、清淡，月经前10天就要减少盐分的摄入，经期可以吃些利水的食物，如冬瓜、赤小豆等，不吃生冷食物；保持心情舒畅，适时释放压力。

药膳一

苁蓉猪肾粥

对　　症：经期面部、眼睑浮肿，起床时尤重，腰膝酸软，平时怕冷，夜尿多。

功　　效：补肾助阳，利水消肿。

食用材料：猪肾1对，肉苁蓉30 g，粳米100 g，姜、葱、盐各少许。

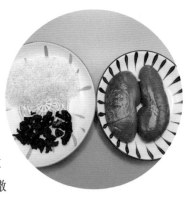

烹饪方法：将猪肾剖开去掉脂膜，切细，生姜切末，与肉苁蓉、粳米加水共煮粥，粥成加入盐调味，撒葱花。

食用方法：经前7～10天做早餐服用，隔日1次或酌情食用。

〔中医小贴士〕

①**肉苁蓉**：被誉为"沙漠人参"，是名贵的传统补肾中药材之一。具有抗衰老、调节免疫及内分泌、促进代谢、强身壮体等作用。

②**粳米**：即平时吃的大米，富含碳水化合物、蛋白质、脂肪、钙、磷、铁及维生素等多种营养成分，具有养阴生津、除烦止渴、健脾胃、补肺气的作用。胃酸过多者不宜多食。

③**猪肾**：味甘咸，入肾经，具有补肾强腰、益气的作用。猪肾补肾，可以治疗水肿、小便不利。猪肾含有丰富的蛋白质及钙、磷、铁、钾、锌、镁、硒等多种微量元素，有增强免疫力、参与能量代谢、增强体力、抗疲劳、延缓衰老的功效。

药膳二

益智仁莲子粥

对　　症：月经期或月经前后面目或
　　　　　四肢水肿，平时怕冷、
　　　　　食欲不振、易疲劳、
　　　　　腰膝酸软、大便稀溏、
　　　　　夜尿多。

功　　效：温脾暖肾，固精缩尿。

食用材料：益智仁 20 g，莲子 30 g，

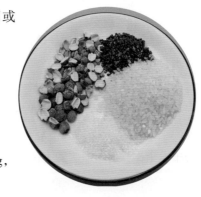

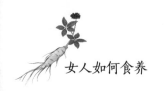

粳米 100 g，白糖 20 g。

烹饪方法：温水浸泡莲子 1 小时备用；益智仁洗净放入砂锅，加适
量水煎煮约 1 小时至剩约 60 mL 水，备用。粳米淘洗干
净，与莲子同放入砂锅，加水适量，用小火炖煮 1 小时，
待莲子酥烂粥黏稠时，加入益智仁药液及白糖，拌匀，
再煨煮至水沸腾。

食用方法：月经前 10 天开始食用，每天 1 次，平时也可食用。

—————————————【中医小贴士】—————————————

①**益智仁**：归脾、肾经，具有调节排尿、改善认知能力、抗感染、
抗肿瘤、改善糖尿病症状等药理作用，主治肾虚尿频、脾虚腹痛、
食少、呕吐、腹泻等症。

②**莲子**：归脾、肾、心经，能补脾止泻、益肾固精、养心安神，对
食欲不振、白带多、心烦失眠等症状都有很好的疗效。

七、经行泄泻的药膳食疗

经行泄泻是指每当月经前后出现了大便次数增多，不成形，甚
至水样便，月经结束后腹泻停止的现象。

在日常生活中，当月经来临时，面对腹泻的情况，应该如何处
理？1.调情志。保持心情舒畅，可维持机体内环境稳定，维持肠道
微生态平衡。情绪能影响人体的内分泌系统，导致人体内分泌紊乱。

2. 调饮食。应清淡饮食，均衡饮食，规律饮食。长期食用辛辣刺激、肥甘厚腻及凉性食物，易败坏脾胃，致使脾胃运化失司，而致泄泻。

3. 适运动。日常适当运动可调节全身气血运行、缓解疲劳，使人心情愉悦，同时强身健体，提高免疫力。缺乏运动，不仅会降低免疫力，使人容易生病，同时也易导致工作效率低下。

药膳一

参苓粥

对　　症：月经来临时容易泄泻，饮食减少，食欲不振，倦怠乏力。

功　　效：益气补虚，健脾养胃。

食用材料：党参 15～20 g，白茯苓 15～20 g，生姜 3～5 g，粳米 100 g。

烹饪方法：先将党参、生姜切为薄片，把茯苓捣碎，将党参、茯苓、生姜浸泡 30 分钟，煎取药汁，后加水二煎取汁，将一、二煎药汁合并，分早晚 2 次同粳米熬煮服食。

食用方法：经前 10 天开始服食，每天 2 次，月经来潮时可停服，一年四季均可间断常服。

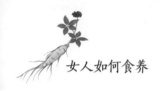

中医小贴士

①**党参**：味甘性平，作用缓和，可健脾益肺、养血生津。常用于治疗脾气虚弱，气血不足，食少便溏等病症。

②**茯苓**：味甘、淡、平，归脾经，可健脾渗湿而止泻，对于脾虚湿盛的泄泻效果尤佳，常用于治疗脾胃虚弱，倦怠乏力，食少便溏等病症。

③**生姜**：是一种常用的调味品，同时也可暖胃散寒、温中止呕。对脾胃虚寒、泛吐清水、胃部隐隐冷痛、喜按喜暖的胃寒病，效果甚佳。

药膳二

薯蓣拨粥

对　　症：月经期间泄泻、心慌、食
　　　　　欲不振。

功　　效：养心气，健脾胃。

食用材料：鲜山药（薯蓣）100～

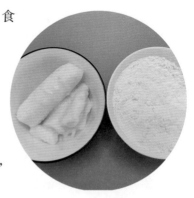

　　　　　150 g 或用干山药磨
　　　　　粉，小麦粉 100～150
　　　　　g，葱、姜各适量（切碎），
　　　　　红糖少许。

烹饪方法：鲜山药洗净，刮去外皮，捣烂，
　　　　　同小麦粉调入冷水中煮至粥糊，将熟时加入葱、姜、红糖，稍煮一二沸即成。

食用方法：温热服食，常年均可食用，不受疗程限制。

────────────────

[中医小贴士]

①**薯蓣：**学名山药，既是补益性中药，也是日常佳蔬。味甘性平，入脾、肺、肾经，可健脾、补肺、固肾，补而不滞，不热不燥，可补脾气而益胃阴。

②**小麦粉：**主要成分为淀粉，《本草拾遗》载"小麦面，补虚，实人肤体，厚肠胃，强气力"。

八、经行情志异常的药膳食疗

经行情志异常是指行经前后或者行经时出现情志异常，表现为烦躁易怒，悲伤哭喊，喃喃自语，或者彻夜难眠，甚至狂躁不安，行经结束后如常人。

当月经来临并发情志改变时，我们应如何处理？ 1.调情志。保持良好的心态，避免情绪紧张，情绪上的疏导可以避免许多疾病的发生。情绪可影响气血的舒畅。过度的情志变化会导致气机的紊乱。2.劳逸结合，保持足够的睡眠。每天保持 8 小时有效的睡眠，可以使人的身心都处于一个放松的状态，促进气血循环。过劳或过逸，会耗伤气血，从而诱发疾病的发生。3.加强身体锻炼。适当锻炼，可提高免疫力、调节精神、锻炼人的自律性。缺乏锻炼，不仅会使免疫力逐渐降低，还会容易疲劳，诱发疾病发生。

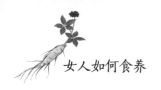

药膳一

龙眼粥

对　　症：月经来临时出现精神恍惚，
忧郁焦虑，善悲欲哭，
神情呆滞，或沉默寡
言，心悸怔忡，失眠
健忘，倦怠乏力。

功　　效：养心，安神，健脾补血。

食用材料：龙眼15～30 g，大枣3～
5枚，粳米100 g。

烹饪方法：龙眼肉去壳同大枣、粳米一并煮
粥，如爱好食甜者，可加红糖少许。

食用方法：每天早、晚温服1次。

〔 中医小贴士 〕

①**龙眼**：即桂圆，性温味甘，入心、脾经，具有良好的养心补脾的作
用。龙眼营养价值较高，含有葡萄糖、蔗糖、酸类、维生素A、维生素B、
蛋白质、脂肪和鞣质等营养成分。可滋补强壮，安神益血。

②**大枣**：内含蛋白质、脂肪、糖类、有机酸和维生素，是一味养心补血、
健脾益胃的中药。适合脾虚食少，乏力便溏的患者服用。

药膳二

黛玉疏肝散

对　　症：月经来临时见胸闷不畅，情
　　　　　绪低下，长吁短叹，声
　　　　　音微弱。

功　　效：疏肝理气，养心安神。

食用材料：绿梅花6 g，玫瑰花6 g，
　　　　　合欢花 10 g，厚朴花
　　　　　5 g，佛手花 10 g。

烹饪方法：将所有的花洗干净，一起放
　　　　　入锅中，加清水 3 碗，烧沸后文火
　　　　　煮 15 分钟。

食用方法：经前 10 天开始服用，每天 1 服，分多次温服，至月经来
　　　　　潮时可停服，连续服食 3 个月经周期。

〔中医小贴士〕

①**绿梅花**：性平，归肝经，可疏肝和中，化痰散结。常用于肝胃气
痛，郁闷心烦的治疗。

②**玫瑰花**：芳香行气，味苦性温，归肝经，可行气解郁，和血止痛。
常用于肝胃气痛，食少呕恶，月经不调的治疗。

③**合欢花**：味甘性平，归心、肝经，可解郁安神。常用于心神不安，
忧郁失眠的治疗。

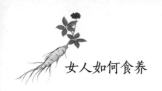

④**厚朴花**：味苦微温，归脾、胃经，可理气化湿。常用于脾胃湿阻气滞，食纳差，胸脘痞闷胀满的治疗。

⑤**佛手花**：性平，归肝经，可疏肝和胃、行气止痛。常用于胁肋胀痛，脘腹痞闷，食欲不佳的治疗。

第三章

妊娠的药膳调理

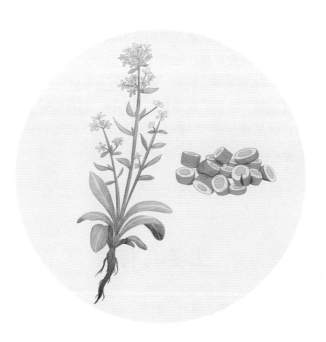

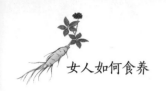
一、妊娠恶阻的药膳食疗

妊娠恶阻，俗称孕吐，指女性怀孕期间出现的恶心呕吐，头晕厌食。大多数孕妈妈孕吐出现在孕早期，也有部分孕妈妈的孕吐会持续整个孕周。

怎样做才能缓解孕吐呢？ 1. 保持良好心情。妊娠呕吐是正常的妊娠反应之一，不需要有过多的心理负担。孕妈妈们要调整好情绪、积极面对。2. 合理调配饮食。孕妈妈的饮食应该富含营养、清淡可口、容易消化、均衡合理。如果孕吐比较严重，建议少食多餐，一天可以分到 4~6 餐来吃。此外，忌烟酒也是孕妈妈们必须要做到的。3. 合理适度运动。适量的运动能改善心情，转移注意力，减轻妊娠剧吐。但是运动要有度，一定避免剧烈运动。因为早期胚胎着床之后还不是很牢固，剧烈运动会引起孕早期的流产。

药膳一

生姜乌梅饮

对　　症：孕早期，恶心呕吐，口苦心烦，偶有头晕。

功　　效：降逆止呕，生津止渴，健胃安胎。

食用材料：乌梅 10 g，生姜 10 g，红糖适量。

烹饪方法：将乌梅、生姜洗净后切片，
　　　　　加入红糖水 200 g 煎汤。
　　　　　置武火烧沸再用文火
　　　　　煎煮 10 分钟后过滤去
　　　　　药渣。

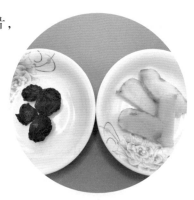

食用方法：代茶饮用，每次服 100 g，
　　　　　每天 2 次。

中医小贴士

①**乌梅**：归肝、脾、大肠经，具有止咳、止泻、生津和胃、驱虫、止呕、止血等功效。乌梅的味道偏酸，孕早期吃乌梅不仅可以缓解孕吐，还能增进食欲、促进消化。

②**生姜**：归肺、脾、胃经，具有解表散寒、温中止呕、温肺止咳、解毒等功效，常用于风寒感冒、胃寒呕吐、肺寒咳嗽、解鱼蟹毒等方面。孕早期，体内激素水平上升，对胃肠道黏膜造成刺激，从而出现孕吐，适当吃生姜能够促进胃肠道蠕动，促进食物消化，可缓解孕吐症状。

③**红糖**：富含花青素、维生素和铁、锌、锰、铬等微量元素，具有益气养血、健脾暖胃、驱风散寒、活血化瘀的功效。性温的红糖通过"温而补之、温而通之、温而散之"来发挥补血作用，是孕期必备的"补品"之一。

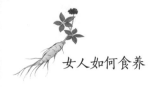

药膳二

二仁粥

对　　症：孕早期，呕吐涎沫，脘腹胀
　　　　　满，食欲不振。

功　　效：健脾和胃，调气降逆。

食用材料：白豆蔻 6 g，砂仁 6 g，
　　　　　粳米 150 g。

烹饪方法：白豆蔻、砂仁研成细末，
　　　　　粳米淘洗干净。锅内放
　　　　　入 1200 mL 水，烧沸后下入
　　　　　粳米，小火煮成稀粥状，加入白
　　　　　豆蔻和砂仁粉末搅匀，再用文火煮 25 分钟。

食用方法：早晚餐温热食用，或少量多餐服用。

〔 中医小贴士 〕

①**白豆蔻**：归肺、脾、胃经，具有祛湿气、暖胃止呕、开胃消食等功
效。白豆蔻气味芳香，可以缓解妊娠呕吐，但其性热，孕妈妈们长
期食用容易上火，还可能导致便秘。

②**砂仁**：归脾、胃、肾经，具有养胃健脾、补气安胎等功效，主治
腹痛腹胀、食欲减退、恶心呕吐、妊娠胎动等病症。砂仁性温，能
够帮助孕妈妈们缓解孕期脾胃不适、呕吐乏力等症状。

③**粳米**：富含蛋白质、脂肪、维生素和钙、磷、铁等微量元素，归

肺、脾、胃经，具有健脾养胃、补中益气等功效。适宜于各类人群，尤宜于脾胃虚弱、食欲减退、倦怠乏力、心烦口渴者食用。

药膳三

木香陈皮鸡

对　　症：孕早期，恶心呕吐，神疲思睡，倦怠乏力，气短懒言。

功　　效：健脾和胃，调气止呕。

食用材料：木香 3 g，陈皮 5 g，苏梗 5 g，白术 5 g，鸡肉 1000 g，姜、葱、料酒各适量。

烹饪方法：将鸡处理好后，再将上述中药用纱布袋装好，扎紧口。将鸡、药包、姜、葱、料酒同时放入炖锅内，加水 2500 mL，炖锅置武火上烧沸，再用文火炖煮 45 分钟。

食用方法：每天 2 次，既可佐餐又可单食。

〔 中医小贴士 〕

①**木香**：归脾、胃、大肠、三焦、胆经，具有行气止痛、健脾消食等功效，主治腹胀腹痛、腹泻、消化不良、食欲减退等病症。

65

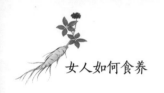

②**陈皮**：富含维生素，归肺、脾经，具有理气健脾、化痰止咳等功效，主治腹胀、食欲减退、呕吐、腹泻、咳嗽痰多等病症。陈皮味道偏酸，可以帮助孕妈妈们改善食欲、缓解孕吐。

③**苏梗**：归肺、脾经，具有止痛、安胎等功效，主治胃痛、打嗝、呕吐、胎动不安等病症。苏梗可以帮助孕妈妈们改善胀气和孕吐，适量食用有保健功效。

④**白术**：归脾、胃经，具有健脾益气、消水肿、止汗、安胎等功效，主治脾胃虚弱、食欲不振、腹胀腹泻、水肿、自汗、胎动不安等病症。白术能够治疗脾胃失调，对缓解妊娠呕吐有很好的效果。

二、胎漏、胎动不安的药膳食疗

妊娠期间，阴道少量出血称为胎漏，腰痛、腹痛、小腹下坠称为胎动不安。

首先我们需要明白，当怀孕期间出现阴道流血，或伴有腰酸腹痛时，就是身体在敲响警钟，需要孕妈妈及时就医，在专业医生指导下，保护我们肚子里的小生命。除此之外，平时我们要怎么做才能更好地恢复呢？1.好好休息，不要劳累，尽量避免房事，工作时量力而行，只有孕妈妈休息好了，身体的气机舒畅了，宝宝才会得到休息，才能有足够的能量更好地长大；2.注意卫生，当怀孕时出现流血、腰酸腹痛时，宝宝的"房间"门就可能打开，这时候保持清洁，可以避免细菌等"坏蛋"攻击我们的宝宝，也是保护宝宝的必要注意事项；3.注意饮食调节，怀孕期间应当吃一些容易消化，营养又丰富的食物，保证营养供应，尽量避免孕期便秘，以免用力过度造成流血更多，但又不要过分摄入，吃得太多也会让宝宝长得太大，这样孕妈妈和宝宝到怀孕后期甚至分娩都会不太好受，而且不要吃低温食物，避免受凉，因为人的气血循环是一体的，脾胃受了凉，宝宝的"房间"也会有影响，对宝宝和孕妈妈都不利。

药膳一

苏梗砂仁莲子汤

对　　症：阴道流血，下腹部隐隐作
痛；容易发脾气，情绪
不稳定；食欲不振。

功　　效：理气宽中，止痛安胎。

食用材料：紫苏梗 9 g，莲子 60 g，
砂仁 5 g。

烹饪方法：将莲子去心，如有外皮，
应先去皮，将莲子浸泡半日后，
置于瓷碗或陶罐中，加清水 500 mL，用小火隔水慢蒸至
九成熟后倒入瓦锅或汤锅里，再加入紫苏梗、砂仁、清
水 250 mL，小火煮沸至莲子熟透即可。

食用方法：吃莲子，喝汤，每天 1～2 次，餐前餐后均可食用。

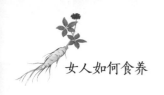

中医小贴士

①**紫苏梗**：是常见的紫苏的茎，芳香行气，可以提高食欲，促进身体的气机通畅，稳定情绪。

②**莲子**：不仅是日常常用的汤料，作为中药的莲子入心经、脾经、肾经、胃经、肝经，能够帮助睡眠、稳定肠胃。

③**砂仁**：味辛，性温，作为果实类的药物，它同样芳香行气，归脾、胃、肾经。注意如果患有干燥综合征或者肺结核、支气管扩张者不宜服用。

药膳二

阿胶鸡子羹

对　　症：出虚汗比以前多，感觉体温升高；脸色苍白；阴道流血，或伴有下腹部坠胀感。

功　　效：安胎养血，滋阴。

食用材料：阿胶 10 g，鸡蛋 1 个。

烹饪方法：将阿胶洗去浮尘后置于小瓷碗中，小火隔水慢蒸，直至阿胶溶化，无颗粒，然后打入鸡蛋液，搅拌均匀后，继续小火慢蒸，直至成羹。

食用方法：每天服用 1 次。

中医小贴士

①阿胶：阿胶内含胶原蛋白，有利于人体吸收，而且阿胶补血、止血，自古以来就是保胎良药，产前、中、后期服用阿胶有助于宝宝的成长和孕妈妈身体的健康。

②鸡蛋：含有丰富的蛋白，在中医中被称为"血肉有情之品"，为孕妈妈提供充足的营养，还含有其他重要的微量元素，如钾、钠、镁。

药膳三

黄芪川芎粥

对　　症：比平时更容易感到劳累，容易出汗；阴道流血，或伴有下腹部坠胀感，或伴有下腹部疼痛。

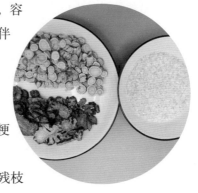

功　　效：益气安胎，活血止痛。

食用材料：黄芪 50 g，川芎 50 g，粳米 100 g，盐适量。

烹饪方法：黄芪、川芎洗净，去除残枝等杂质，浸泡半小时后装入纱布袋中，

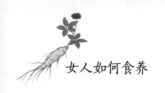
封紧袋口，粳米择去杂质后洗净，一同置入瓦罐或汤罐，倒入清水 500 mL，先用大火煮开后，加入少许盐，再转小火熬煮 20 分钟。

食用方法：去渣，喝粥，温热服，每天 2 次。

中医小贴士

①**黄芪**：作为常用的保健类中药，它能够补气，为孕妈妈构建气的屏障，抵御外邪，提高孕妈妈的身体素质，有助于宝宝的成长。

②**川芎**：味辛，性温，行气止痛，对孕期感冒也很有作用，同时可以调节情绪，稳定心态。

三、复发性流产的药膳食疗

和同一个性伴侣在没有发生意外的情况下连续 3 次及 3 次以上发生流产的情况，我们称之为复发性流产，中医又称"滑胎"。

滑胎大多数在怀孕月份比较小的时候就会发生，只有少数是在怀孕月份大的时候发生，且每次的流产常常在同一个怀孕月份。例如，如果某位孕妈妈已经连着三次在第三个月发生滑胎，那么她的第四个宝宝也有很大的风险会在三个月的时候自然流产。这些在怀孕后又反复失去宝宝的过程给孕妈妈们带来了极大的心理和身体上的伤害。

中医对于本病的治疗主要强调提前预防，对那些有复发性流产风险的孕妈妈怀上宝宝后就立刻开始进行保胎治疗。中医认为："肾藏精，主生殖，胞络系于肾"，在肾脏功能没有那么强的时候，胎儿的生存得不到维系，就会发生流产，而反复的流产则会进一步损伤肾脏，两者相互影响，长此以往就会形成恶性循环，给孕妈妈们带来很大伤害。所以针对本病症，中医主要通过补肾及调理冲任二脉的方法来安胎。

药膳一

苜蓿炒鸡蛋

对　　症：多次流产，头晕眼花，精神
　　　　　不佳，气短乏力，面色
　　　　　苍白。

功　　效：补益气血，安胎止血。

食用材料：苜蓿 150 g，鸡蛋 3 个，
　　　　　食盐、味精、油、葱
　　　　　花各适量。

烹饪方法：将苜蓿去除杂质洗净切段，
　　　　　起锅烧油加入葱花，再将搅拌好
　　　　　的鸡蛋液倒入翻炒，加入食盐、味精，最后加入少量水
　　　　　和苜蓿炒至入味，出锅即可。

食用方法：每天 1 次，连服 1 周。

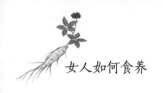

中医小贴士

①苜蓿：苜蓿中含有丰富的铁元素等营养成分，能够增强人体的造血功能，对出血类疾病有一定的预防和治疗作用。

②鸡蛋：又名鸡卵、鸡子等，是营养丰富的食品。鸡蛋味甘、性平，归肺、脾、胃经。有滋阴润燥、养血安胎的功效。常用于治疗热病烦闷、燥咳声哑、目赤咽痛、胎动不安、产后口渴、下痢、疟疾、烫伤、皮炎、虚人赢弱等病症。

药膳二

杜仲腰花汤

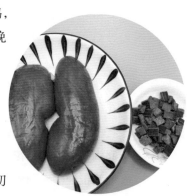

对　　症：复发性流产兼见头晕耳鸣，腰酸腿软，精神萎靡，晚上尿多且频繁，脸色不好等肾虚证。

功　　效：固肾安胎。

食用材料：猪肾(猪腰)1对，杜仲10 g，黄酒适量。

烹饪方法：杜仲研碎备用，将猪肾切开后除去腰臊，用清水漂洗，然后用刀刻出斜菱形花样，再切成长条形，加适量黄酒、水及研碎的杜仲，上笼大火蒸 50 分钟即可。

食用方法：滤过药渣后，吃腰花喝汤，连服 5~7 次。

中医小贴士

①**猪肾**：又可称为猪腰子，含有锌、磷、铁、维生素 A、维生素 B、维生素 C、蛋白质、脂肪等营养成分。其味甘性平，具有补肾疗虚、生津止渴的功效，可以用于治疗肾虚腰痛、水肿、耳聋等病症。

②**杜仲**：杜仲含有丰富的矿物元素，其中包括锌、铜、铁等微量元素及钙、磷、钾、镁等宏量元素。其味甘，性温，有调理冲任、补益肝肾、固经安胎、强筋壮骨的功效。可治疗肾阳虚引起的腰腿痛或者酸软无力，肝气虚引起的胞胎不固，阴囊湿痒等病症。

四、安胎、养胎的药膳食疗

日常生活中我们常常可以听到养胎、安胎的说法，那么它们分别是什么意思呢？安胎指的是提前对怀孕过程中出现腰酸腹痛、异常胎动、阴道出现少量流血的情况，或者是曾有多次流产史的孕妈妈进行治疗以预防流产的方法。而养胎则指的是孕妈妈在怀孕过程中注意饮食起居，呵护宝宝的方法，中医又称之为"妊娠养胎""胎养"。

随着不孕不育的人群越来越多，有些孕妈妈经历了很多磨难才可以成功怀上宝宝，安胎、养胎的预防调护措施也越来越得到人们的重视。在排除遗传因素的情况下，孕妈妈们只要维持正常的生活

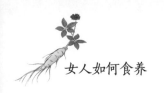

规律，宝宝基本不会出现意外，因此孕妈妈们也不用过于担心。专家们的建议是：保胎的情况因人而异，并不是每个人都需要保胎的，孕期的确有很多需要注意的地方，但也不用过于紧张，拥有好的心态就已经成功了一半。

药膳一

砂仁甘草鲫鱼汤

对　　症：出现胎动不安；过往有流
　　　　　产史；有安胎需求者。

功　　效：安胎解毒，健脾利湿。

食用材料：砂仁 6 g，甘草 3 g，
　　　　　鲫鱼 1 条，黄酒、盐、
　　　　　油各适量。

烹饪方法：鲫鱼宰杀清洗干净，将
　　　　　砂仁、甘草洗净后塞入鱼
　　　　　腹内，用线缝好放入盘中，然
　　　　　后倒上黄酒、盐、油等调味，放蒸锅上蒸 20 ~ 40 分钟，
　　　　　待鱼蒸熟后取出甘草和砂仁即可食用。

食用方法：没有明确服用时间及频次限制，日常可服用。

[中医小贴士]

①**砂仁**：归脾经、胃经、肾经，味辛性温，有理气安胎、和胃醒脾的功效。配伍鲫鱼煲汤，可补中益气、调理肾虚、养血生津，从而改善湿浊中阻、脘痞不饥、妊娠恶阻、胎动不安，达到保胎的功效。

②**甘草**：味甘性平，可以安胎解毒、健脾利湿。

③**鲫鱼**：味甘性平，具有健脾利湿的功效，同时鱼类中还含有某种特殊的脂肪酸，可以起到一定安胎作用。

药膳二

党参炖龟肉

对　　症：用于脾肾两虚，冲任不固所致的滑胎，也可用于习惯性流产和先兆性流产。

功　　效：补肾益气，和中安胎。

食用材料：龟肉 100 g，党参 20 g。

烹饪方法：将龟肉洗净切成块，和党参一起放进砂锅内，加水 1000 mL，用大火先煮沸，后改用文火炖煮至龟肉熟透即可。

食用方法：趁热吃肉喝汤，隔日 1 次。

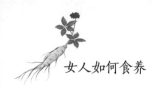
〔中医小贴士〕

①**龟肉**：指龟科动物乌龟的肉。味甘、咸，性平，归肝、肾、大肠经。龟肉中含有丰富的蛋白质、脂肪、矿物质等物质，营养价值和药用价值极高。

②**党参**：味甘、微苦，性温，能健脾益气、升阳除湿，既有利于气血的化生，也能保健安胎。

药膳三

糯米山药粥

对　　症：孕妈妈有耳鸣、腰痛膝盖软弱无力、食欲差、大便稀软、夜尿次数频繁、孕后黑眼圈加重等症状。

功　　效：健脾补肾。

食用材料：糯米100 g，山药500 g，续断25 g，杜仲25 g，菟丝子25 g（布包），桑寄生25 g。

烹饪方法：先将续断、杜仲、菟丝子（布包）、桑寄生用水煮去渣取汁，然后下入糯米及捣碎的山药，中火慢炖，共煮为粥。

食用方法：适合空腹食之。此粥也适合在怀孕前食用。

①**糯米**：是禾本科植物的种仁。在中国南方被称为糯米，而北方则多称为江米。糯米富含维生素B，有温暖脾胃，补中益气的功效；有胶黏之性，既可养胃又能安胎。对于脾胃虚寒、食欲不振、腹胀腹泻有一定缓解作用。而且还有收涩作用，对尿频、盗汗有较好的食疗效果。

②**山药**：山药中含有淀粉酶、多酚氧化酶等营养物质，有利于脾胃消化吸收；同时还有强健机体、滋肾益精的作用，可以治疗肾亏、遗精、妇女白带过多、小便频数等病症。

五、妊娠咳嗽的药膳食疗

妊娠咳嗽指女性怀孕期间所出现的咳嗽。

日常生活中孕妈妈应该怎么照顾自己才能避免出现咳嗽、感冒等不适呢？ 1.在饮食方面宜清淡，忌食辛辣刺激温燥的东西；2.在生活方面要保证充足的睡眠，保持心情的舒畅，天气变化时注意增减衣物，重要部位如头部、腹部、足部要尤其注意保暖。

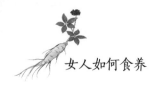
药膳一

宁嗽定喘饮

对　　症：孕妈妈咳嗽日久，迁延不愈。咳嗽多发于夜间，嗓子痒，以干咳为主。

功　　效：健脾润肺止咳。

食用材料：鲜山药 50 g，鲜甘蔗汁 30 mL，酸石榴汁 18 mL，生鸡蛋黄 4 个。

烹饪方法：先将山药去皮，置入锅中加清水煎煮，取清汤一大碗晾至温热，再将余 3 种食材调入碗中，稍等片刻即可饮用。

食用方法：将汤汁分 3 次服，约 20 分钟服 1 次，若过凉可用热水隔碗加热。冲调时汤汁不可过热，以鸡蛋黄不熟之温度为宜，否则服之无效。

中医小贴士

①**山药**：既是食品，也是一味中药，归肺、脾、肾经，常用于治疗脾胃虚弱、肺虚喘咳、久泻不止、带下、尿频、虚热消渴等病症。

②**鲜甘蔗汁**：味甘性平，能除烦止渴，主治发热口干、肺燥咳嗽、咽喉肿痛、心胸烦热、妊娠水肿等病症。若鲜甘蔗汁不易得，则可用梨汁代替。

③**酸石榴汁**：性寒，味酸，常用于治疗津伤燥渴、滑泄、久痢等病症，不可久服。

药膳二

核桃肉糯米粥

对　　症：孕妈妈咳嗽日久，肾虚咳嗽，
　　　　　甚至咳喘。

功　　效：补肾养血，纳气降逆。

食用材料：核桃15个，糯米100 g。

烹饪方法：核桃去壳取肉，核桃
　　　　　壳水煎20分钟，弃壳
　　　　　留汤，与核桃肉、糯米
　　　　　同煮成粥。

食用方法：一日三餐均可服食。常用效佳。

〔中医小贴士〕

①**核桃**：性温，味甘。归肾经、肺经、大肠经。治久嗽不止、肾虚耳鸣、小肠气痛、胁痛等病症。

②**糯米**：性平味甘，能温暖脾胃、补中益气，对脾胃虚寒、食欲不佳、腹胀腹泻有一定缓解作用，故古语有"糯米粥为温养胃气妙品"之说。

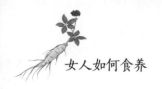

药膳三

姜汁南杏猪肺汤

对　　症：孕妈妈素有咳嗽，久咳不愈，
痰清量多质稀，兼见肠燥
便秘。

功　　效：化痰止咳，补肺润燥。

食用材料：猪肺 250 g，南杏 10 g，
姜汁 1～2 汤匙，食盐
少许。

烹饪方法：将猪肺切块，温水反复挤
洗干净，加南杏及清水煲汤，
汤将好时冲入姜汁，食盐少许调味。饮汤食猪肺。

食用方法：食肺饮汤，1 周 2 次。

[中医小贴士]

①**南杏**：又称甜杏仁，味甘，性平，归肺、大肠经，可润肺止咳。

②**猪肺**：润燥补肺止咳，含有丰富的蛋白质、脂肪、碳水化合物、
维生素及钙、磷、铁等营养物质。

③若痰色偏黄，量多，兼有腹部胀满者，可将姜汁更换为白萝卜同煮。

六、不孕症的药膳食疗

未采取避孕措施，有正常性生活2年及以上，仍未受孕，可诊断为不孕症。

日常生活中可以从哪些方面入手，积极备孕呢？ 1.调理月经，规律的月经是妊娠的前提，所以备孕首先要调经；2.调体质，人体后天生长发育均依赖脾胃功能，若脾胃功能弱，则易使气血不足而无法受孕；3.调情志，舒缓情绪、缓解压力才能达到良好的备孕状态。

药膳一

苁蓉粥

对　　症：女子未避孕而日久未孕，平素体瘦，畏寒肢冷，或月经推迟，量少色淡，或易痛经。

功　　效：温肾补虚助阳。

食用材料：精羊肉100 g，肉苁蓉15 g，鹿角胶10 g，葱白7根，鸡蛋清若干，粳米100 g。

烹饪方法：肉苁蓉洗净切碎，小火煎煮40分钟，去渣取汁；羊肉洗

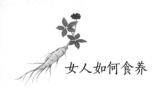
净切丁；葱白切段，三者同煎，后入粳米煮粥，临熟下
鹿角胶（炒燥）、鸡蛋清搅拌均匀，即可食之。

食用方法：空腹食之。

中医小贴士

①**肉苁蓉**：性温，味甘、咸。归肾经、大肠经。常用于治疗腰膝痿软、
阳痿、女子不孕、肠燥便秘等病症。

②**鹿角胶**：甘、咸，温。归肾、肝经。常用于治疗腰膝酸冷、阳痿遗精、
虚劳羸瘦、崩漏下血、便血尿血、阴疽肿痛等病症。

药膳二

丹参当归牛肉汤

对　　症：女子未避孕而日久未孕，心情不畅，喜叹气，月经推迟
　　　　　或正常，色深红有血块，或易痛经。

功　　效：活血化瘀。

食用材料：丹参 20 g，当归 20 g，
　　　　　牛肉 250 g，甘草 3 g，
　　　　　调料适量。

烹饪方法：将牛肉洗净切块，丹
　　　　　参、当归、甘草洗净，
　　　　　一同放入砂锅内，加水

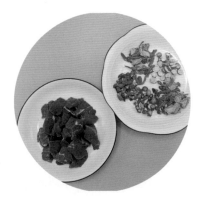

炖至烂熟，调味。

食用方法：吃肉喝汤。每天1剂，分2次服，3个月经周期后积极试孕。

┌─────────────┐
│ 中医小贴士 │
└─────────────┘

①丹参：性微寒，味苦。归心经、肝经。用治月经不调、经闭痛经、癥瘕积聚、胸腹刺痛、热痹疼痛、疮疡肿毒、心烦不眠等病症。
②当归：性温，味甘、辛。归肝经、心经、脾经。用治月经不调、经闭痛经、血虚萎黄、眩晕心悸、虚寒腹痛、肠燥便秘等病症。

药膳三

苍术神曲粥

对　　症：女子未避孕而日久未孕，素体偏胖，喜食生冷油腻之品，自觉口中黏腻，月经推迟，两三月甚至半年一行。

功　　效：燥湿化痰，理气调经。

食用材料：苍术15 g，神曲30 g，陈皮15 g，粳米100 g。

烹饪方法：将前3味水煎取汁，兑入粳米粥内，再稍煮即成。

食用方法：每天1剂，3个月经周期后积极试孕。

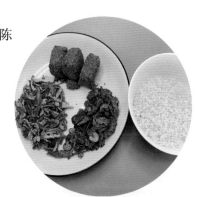

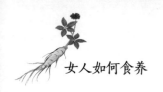

中医小贴士

①**苍术**：味辛、苦，性温。归脾、胃、肝经。常用治湿阻中焦、脘腹胀满、泄泻、水肿、脚气痿躄、风湿痹痛、风寒感冒、夜盲、眼目昏涩等病症。

②**陈皮**：味甘、辛，性温。归脾、胃经。常用治饮食积滞、消化不良、脘腹胀满、食欲不振、呕吐泻痢。

第四章

女性产后的药膳调理

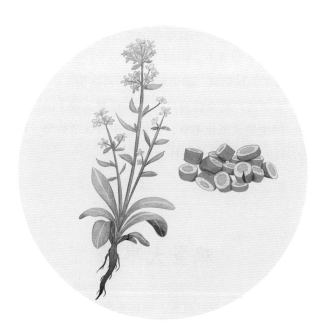

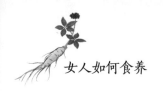

一、人工流产术后的药膳食疗

人工流产，简称人流，指用人工的方法终止妊娠。

人流比正常生产对女性身体的损伤更大，女性在流产后身体会变得很虚弱，气血亏损严重，抵抗力低下，会出现体倦乏力、面色苍白、腰背疼痛等症状。这个时候女性应当注意适当休息、按时随访、适当补充营养、注意个人卫生、注意出血情况。在身体恢复期间，常见的生活禁忌如下：1.不宜吃寒凉生冷的、不易消化的、有理气活血功效的食物（如萝卜、山楂、螃蟹等）；2.忌吃辛辣刺激性食物（如辣椒等），忌烟酒，避免对身体的再次伤害。

总之，人工流产对女性身体的伤害性是比较大的，但是也不能盲目进补，以免造成消化不良，进而影响身体的恢复，向大家推荐以下药膳，以方便大家科学进补。

药膳一

鸡蛋大枣汤

对　　症：人流术后出现的贫血，精神萎靡、失眠多梦、记忆力下降等症状。

功　　效：补中益气，养血。

食用材料：鸡蛋2个，大枣10枚，红糖适量。

烹饪方法：锅内放水，煮沸后打入鸡蛋，
　　　　　卧煮成荷包蛋，再放入
　　　　　大枣和红糖，用文火
　　　　　煮20分钟即可。

食用方法：每天1次，也可作为日
　　　　　常饮食。

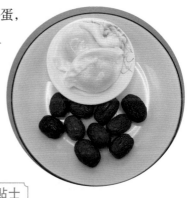

〔中医小贴士〕

①**鸡蛋**：具有滋阴健体、养心安神、补中益气、补血等功效，对于
有气血不足和气血两虚症状的女性可长期食用。但不可大量服食，
避免血脂升高。

②**大枣**：别名红枣，味甘、性温，归脾、胃经。具有补中益气、养
血安神的功效。可缓解女性气血不足、血虚头痛等症状。此外，它
还具有促进胶原蛋白合成、延缓衰老、美容养颜的作用。

③**红糖**：性温、味甘，入脾经，具有益气补血、健脾暖胃、缓中止痛、
活血化瘀的功效。

药膳二

参芪母鸡汤

对　　　症：人流术后出现的贫血，全身疲倦乏力、容易出汗、容易

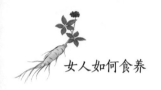

感冒等症状。

功　　效：益气补血。

食用材料：老母鸡1只，党参50 g，
黄芪50 g，山药50 g，
大枣50 g，生姜、黄酒、
盐、生抽各适量。

烹饪方法：处理老母鸡，去除羽毛
和内脏，洗净，加黄酒浸泡。
其余四味药材放在鸡的周围，加
入适量盐和生抽隔水蒸熟。

食用方法：吃肉，分数次服食。

中医小贴士

①**党参**：味甘、性平，归脾、肺经。具有补中益气、健脾益肺、养血生津的功效。可以改善食欲、补血安神、美容养颜，还能增强免疫力。

②**黄芪**：味甘、性微温，归脾、肺、肝、肾经。具有健脾补中、升阳举陷的功效。与党参相搭配，一里一表，相互为用，可以起到扶正补气的功效。

③**山药**：可以调节体内的气血不和，从而缓解贫血、体虚的症状。

药膳三

豆浆大米粥

对　　症：人流术后出现身体虚弱的
　　　　　症状。

功　　效：调和脾胃，清热润燥。

食用材料：豆浆2碗，粳米（大米）
　　　　　50 g，白糖适量。

烹饪方法：将粳米淘洗干净，用豆
　　　　　浆煮米，熬制成粥，煮
　　　　　熟后加白糖调服。

食用方法：每天早晨空腹服食。

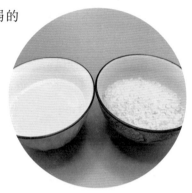

中医小贴士

①**豆浆**：豆浆中富含优质的蛋白质，可以通过喝豆浆来补充优质的
蛋白质，从而提高女性的免疫力。

②**粳米**：即人们日常食用的大米，味甘、苦，性平，较糯米易消化。
既可为人体提供营养，又可生津止渴。经常食用还能够增强免疫力。

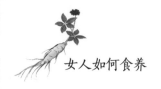

药膳四

乳鸽枸杞汤

对　　症：人流术后出现身体虚弱、体
倦乏力的症状。

功　　效：益气，补血，理虚。

食用材料：乳鸽1只（重约500 g），
枸杞子30 g，盐少许。

烹饪方法：处理乳鸽，去除毛及
内脏，切块洗净，放入
锅内加水。枸杞子洗净，放
入锅内共炖，熟时加盐少许。

食用方法：吃肉饮汤，每天2次。

[中医小贴士]

①乳鸽：含有丰富的蛋白质、维生素、微量元素和矿物质，能够满
足人体必要的营养物质需求，有助于提高免疫力。具有改善皮肤细
胞活力，增强皮肤弹性，改善血液循环等功效。非常适合女性食用。

②枸杞子：性平、味甘，入肝、胃经，兼入肺经。含有丰富的胡萝卜
素、维生素和多种微量元素，具有安神养血、益气生津、强筋骨、
光泽肌肤等功效。与乳鸽共炖制成药膳，对于体虚、气短乏力、目
昏眩晕、腰膝酸软的人特别有益。

药膳五

糖饯红枣

对　　症：人流术后出现的贫血症状。

功　　效：养血，理虚。

食用材料：大枣（红枣）50 g，花生仁100 g，红糖50 g。

烹饪方法：将大枣洗净后用温水浸泡，花生仁略煮，去皮备用。大枣与花生仁同入锅内，加水，用文火煮30分钟，捞出花生仁，加红糖，待红糖溶化收汁即可。

食用方法：每天早晨空腹服食。

〔中医小贴士〕

①**大枣**：别名红枣，味甘、性温，归脾、胃经。具有补中益气、养血安神的功效。可缓解女性气血不足、血虚头痛等症状。此外，它还具有促进胶原蛋白合成、延缓衰老、美容养颜的作用。

②**红糖**：性温、味甘，入脾经。具有益气补血、健脾暖胃、缓中止痛、活血化瘀的功效。

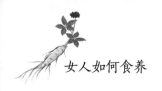

二、产后头晕的药膳食疗

分娩之后出现的头晕称为产后头晕。

产妇生产后身体虚弱，又需要分泌乳汁、照顾新生儿，会导致睡眠不足、过度劳累，若营养不济时就更易出现营养缺乏、低血糖等情况，从而导致头晕。如果产妇自身体质比较赢弱，则可能会出现生理性低血压，也会导致头晕。这个时候就需要多注意休息，并通过进食肉、蛋、奶类等高蛋白食物进行营养补充，每天及时进餐，保证自身营养摄入，增强自身体质。

若是因生产时失血过多、气虚血脱而致的头晕，在饮食上应选择有营养、易于消化的食物，适宜吃龙眼、大枣、人参、乳鸽、乌鸡、阿胶、山药、鸡蛋等。若是因血瘀气满、扰乱心神而引起的头晕，在饮食上适宜吃鲤鱼、桃仁、鲜藕、杏仁、冬瓜子、薏苡仁、丝瓜等活血祛瘀的食物。

药膳一

人参乳鸽粥

对　　症：适用于因生产时血液丢失较多而出现头晕、乏力、面色苍白的产妇。

功　　效：补元气，温通经脉，补血活血。

食用材料：乳鸽 1 只（重约 500 g），人参 10 g，粳米 100 g，盐、味精各适量。

烹饪方法：处理乳鸽，去除毛及内
脏，切块洗净。粳米淘
洗干净，与人参（颗
粒剂）一并放入锅中，
加适量水。大火煮沸后，
用中火煎煮约 30 分钟。
至粥熟，加入盐、味精即可。

食用方法：早晚分食。

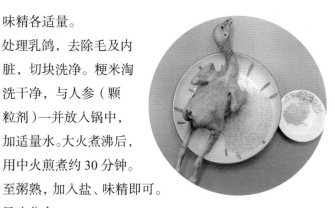

〔中医小贴士〕

①**乳鸽**：含有丰富的蛋白质、维生素、微量元素和矿物质，能够满足人体必要的营养物质需求，有助于提高免疫力。具有改善皮肤细胞活力，增强皮肤弹性，改善血液循环等功效。非常适合女性食用。

②**人参**：性温，味甘、微苦，归脾、肺经。人参中含有丰富的营养物质，能够增强免疫力、记忆力。

药膳二

当归大枣茶

对　　症：适用于因生产而出现头晕乏力、失眠多梦、头晕心悸的
产妇。

功　　效：补益气血，温通经脉。

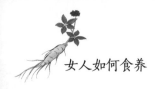

女人如何食养

食用材料：当归 15 g，大枣 5 枚，红糖适量。

烹饪方法：将当归、大枣洗净，放入杯中，用沸水冲泡约 30 分钟，加入红糖调匀即可。

食用方法：代茶常饮。

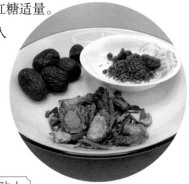

〔 中医小贴士 〕

当归：有很好的补血活血作用，对于血虚导致的多种病症有一定的治疗效果。当归对女性来说还可以起到美容养颜、增强身体免疫力的功效。

药膳三

玫瑰花茶

对　　症：适用于因生产而出现心情抑郁、胸胁胀满疼痛、咳喘心悸的产妇。

功　　效：疏肝活血。

食用材料：玫瑰花20 g，红糖适量。

烹饪方法：将玫瑰花洗净，放入杯

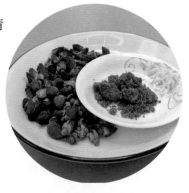

中，用沸水冲泡约 30 分钟，加入红糖调味即可。

食用方法：代茶常饮。

────────── 中医小贴士 ──────────

玫瑰花：能够疏解肝经，起到舒缓心情的作用。玫瑰花中含有大量的维生素 C，可以美容养颜。它还有活血散瘀的作用，并且能够很好地调理脾胃，促进睡眠。

三、产后痉证的药膳食疗

产后痉证是指产妇生产后发生四肢抽搐、肌肉僵直、牙关紧闭、口不能开的症状，甚至还会出现项背高度强直，使身体仰曲如弓状的病症，并伴有呼吸急促、口吐白沫、全身大汗的情况。

从中医的角度来说，产后痉证多由阴血亏虚和感染邪毒所致。阴血亏虚者宜滋阴养血，柔肝息风；邪毒感染者应解毒镇痉，理血祛风。此外，还要做好如下护理：保持房间环境的安静，避免声、光、震动等不良刺激；注意口腔清洁，保持呼吸道通畅；及时清理口、鼻、咽腔分泌物；定时翻身擦浴，防止压疮及其他并发症的发生。

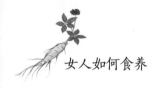

药膳一

海鳗艾叶汤

对　　症：适用于产后头晕，中风头痛
　　　　　的产妇。

功　　效：理气，散寒，祛风。

食用材料：海鳗鱼头 2 个，干艾
　　　　　叶 100 g。

烹饪方法：将鳗鱼头洗净，与艾叶
　　　　　一并放入锅中，加水煎
　　　　　煮，煮沸即可。

食用方法：食肉，饮汤，每剂分 2 次服用。

中医小贴士

①鳗鱼：是指生活在海里的一种鳗鱼，具有补虚养血、祛湿、抗痨
等功效，可以养颜美容、延缓衰老。鳗鱼当中的营养成分相对比较
充足，含有蛋白质、碳水化合物、脂肪、维生素 A、维生素 E 等营
养成分，能够补充机体所需的部分营养。同时也可以预防骨质疏松，
对身体健康有一定好处，但是也要注意控制摄入量。

②艾叶：味辛、苦，性温，归肝、脾、肾经。有温经止血、散寒止
痛的功效。用于治疗吐血、衄血、崩漏、月经过多、胎漏下血、少
腹冷痛、经寒不调、宫冷不孕等病症。可以促进机体血液循环，提
高人体的免疫力，缓解肌肉疲劳，改善睡眠质量。有小毒，不可过
量服用。

药膳二

定风甲鱼汤

对　　症：适用于产后出血过多、筋脉
　　　　　失养、四肢抽搐的产妇。

功　　效：滋阴养血，柔肝息风。

食用材料：甲鱼 1 只 (约 500 g)，
　　　　　生地黄 12 g，生白芍 12
　　　　　g，麦冬 9 g，阿胶 15 g，
　　　　　生龟甲 15 g，生牡蛎 30 g，
　　　　　鸡子黄 1 个，黄酒、盐各适量。

烹饪方法：处理甲鱼，去除头及内脏，洗净，
　　　　　切块，放入砂锅中。将上述中药放入纱布袋中扎紧，放
　　　　　入甲鱼锅中，加清水适量，置武火上煮沸，然后改文火炖。
　　　　　待甲鱼肉烂，除去药包。放入鸡子黄，加少许盐、黄酒调味。

食用方法：饮汤，吃甲鱼肉。

⸻

〔 中医小贴士 〕

①**生地黄**：味甘、苦，微寒，归心、肝、肾经。具有滋阴清热、凉
血补血的功效，主要治疗热病烦渴、内热消渴、骨蒸劳热、温病发
斑以及血热所致的吐血、衄血、尿血、便血、血虚萎黄、眩晕心悸、
血少经闭等病症。

②**白芍**：这里指的是生白芍，生白芍具有柔肝止痛、养血敛阴、平

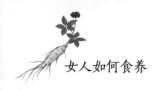

抑肝阳的功效。用于治疗肝血亏虚所引起的面色苍白、眩晕心悸，以及月经不调等病症，也可以治疗胸胁胀痛、腹部疼痛、四肢痉挛导致的疼痛等病症。

③**麦冬**：别名麦门冬，性微甘，味苦、寒，入肺、胃、心经。有养阴润肺、益胃生津、清心除烦的功效。用于治疗肺阴虚所致的肌肤失养以及肺阴不足兼有燥热所致的劳热咳嗽。有抗休克、抗心肌梗死、抗疲劳、抗衰老、抗辐射、抗肿瘤、抗炎等作用。

④**阿胶**：含有丰富的蛋白质和微量元素，特别适合女性调养身体。阿胶中含有丰富的铁元素，可以参与体内血液的生成，起到补气补血、调养身体的目的，对于女性的营养不良、气血虚弱、贫血、面色发黄等问题都有很好的效果。

⑤**龟甲**：这里指的是生龟甲，生龟甲味咸甘，性微寒，归心、肝、肾经。有滋阴潜阳、益肾健骨、养血补心的功效，可用于治疗骨蒸潮热、腰膝酸软以及心悸失眠等病症。

⑥**牡蛎**：这里指的是生牡蛎，生牡蛎味咸，性微寒，归肝、胆、肾经。有重镇安神、潜阳补阴、软坚散结、收敛固涩的功效。牡蛎中含有丰富的营养物质，可以改善肝功能，纠正贫血，减轻疲劳感。

⑦**鸡子黄**：是指鸡蛋黄，味甘，性平，入心、肺、肾经。具有滋阴润燥、养血息风的功效。主要治疗心烦不得眠、热病痉厥、虚劳吐血、呕逆、下痢、胎漏下血、烫伤、热疮、湿疹、小儿消化不良等病症。

药膳三

十全大补汤

对　　症：适用于产后失血过多，
　　　　　体内津液不足、免疫力
　　　　　低下、身体虚弱、牙
　　　　　关紧闭、四肢抽搐、
　　　　　面色苍白的产妇。

功　　效：补气养血。

食用材料：龟1只（重约500 g），党参
　　　　　10 g，炙黄芪10 g，炒白术10 g，
　　　　　酒白芍10 g，茯苓10 g，肉桂（去粗皮）3 g，生地黄15 g，
　　　　　当归15 g，川芎6 g，炙甘草6 g，大枣5枚，生姜适量。

烹饪方法：将党参、炙黄芪、炒白术、酒白芍、茯苓、肉桂、生地黄、
　　　　　当归、川芎、炙甘草等药锉为细末，每次取10 g用布袋
　　　　　包紧。将龟放入盆中倒入热水，使其排尽二便，洗净，剁头、
　　　　　足，除去内脏，与药袋、生姜、大枣一并放入砂锅内，
　　　　　加水适量。先用武火煮开，再用文火慢煮至龟肉熟透即可，
　　　　　拣去药袋。

食用方法：饮汤，吃龟肉。

中医小贴士

①党参：味甘，性平。有补中益气、健脾益肺、养血生津的功效。

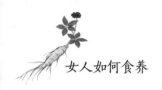

可用于治疗脾肺气虚、气血不足、气津两虚等病症。

②炙黄芪：味甘，性温，归肺、脾经。具有补中益气的功效。与党参相搭配，一里一表，相互为用，起到扶正补气的功效。

③炒白术：味苦、甘，性温，归脾、胃经。具有健脾益气、燥湿利水、固表止汗、安胎的作用。还能增强机体的免疫功能，抗氧化，延缓身体器官的衰老。

④酒白芍：具有养血调经、平肝止痛、敛阴止汗的功效，主要用于治疗妇女功能性子宫出血、月经不调。

⑤茯苓：味甘、淡，性平。具有养胃安神、滋阴补气、清热利水等功效，可以美容养颜，还有提高人体抗病功能、降虚火、抗菌以及强壮身体等作用。食用茯苓时，要注意避开米醋、浓茶等食物，否则容易导致中毒现象。

⑥肉桂：具有滋补元阳、温脾胃、祛积寒、疏通血管的功效。治疗命门火衰、四肢微寒、亡阳虚脱、腹痛腹泻、冷疝、腰膝寒痛、闭经、阴囊坏疽、上热下寒等病症。

⑦生地黄：味甘、苦，微寒，归心、肝、肾经。具有滋阴清热、凉血补血的功效。

⑧当归：有很好的补血活血作用，对于血虚导致的多种病症有一定的治疗效果。当归对女性来说还可以起到美容养颜，增强身体免疫力的功效。

⑨川芎：具有行气开郁、祛风燥湿、活血止痛的功效。治疗风冷头痛眩晕、胁痛腹疼、寒痹筋挛、经闭、痈疽疮疡等病症，还可以用于治疗月经不调、经闭痛经、胸胁刺痛、跌扑肿痛、头痛、风湿痹痛等病症。

四、产后发热的药膳食疗

产后发热是指产妇分娩后出现持续低热，或突然出现高热寒战，并伴有其他症状。主要原因有外感、食滞、血瘀、血虚等，是许多女性"坐月子"时出现的一大问题。产后 1～2 日内，产妇有轻微的发热，而无其他症状，属生理性发热，一般能在短时间内自退。在泌乳期间有低热，俗称"蒸乳"，也非病态，在短期内会自然消失。若产后发热持续不退，且伴有小腹疼痛或恶露异常，应当引起高度重视，及时去医院就诊。

如何预防产后发热，减少高热的出现是产妇和家庭需要共同关注的问题。1.注意产妇外阴及伤口的清洁，及时清理恶露，可适当活动促进恶露排出。2.及时排空乳汁，避免乳汁淤积导致发热。3.要保持房间温度适宜，防止过冷或过热，不下凉水，避免感冒，注意休息，不可让产妇过于劳累。4.禁止过早性生活，顺产需要分娩 6 周后才可同房，剖宫产或恢复较慢者需至产后 2～3 个月方可同房，月子期的妈妈们抵抗力较差，过早性生活容易感染，引起发热。

药膳一

葱豉肉粥

对　　症：产后感冒引起的体温升高，恶寒发热，关节或咽喉疼痛。
功　　效：祛风清热，解毒。

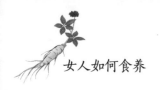
食用材料：豆豉 10 g，葱 10 g，瘦肉、
　　　　　大米、食盐各适量。

烹饪方法：先将豆豉和葱一起煮
　　　　　汤，去渣取汁水，瘦
　　　　　肉绞碎成肉糜，取汁
　　　　　水与肉糜、大米熬煮成
　　　　　粥，加入适量食盐即可
　　　　　食用。

食用方法：晚上温服，产后受凉后即可开始
　　　　　服用。

中医小贴士

①豆豉：富含尿激酶，尿激酶具有溶解血栓的作用，豆豉中还含有
多种营养素以改善胃肠道菌群，可以帮助消化。豆豉具有解表散寒、
清热除烦、健脾和胃等功效，还可以提高食物口感及风味，对于免
疫力低下，风寒和病毒感染等都有较好的治疗作用。

②香葱：含有挥发油等有效成分，能刺激汗腺，有发汗散热的作用。
香葱能刺激消化液的分泌，可以健脾开胃，增强食欲，有促进消化
的功效。香葱中含有大蒜油，具有抗菌、抗病毒的功效，可以预防感冒、
细菌性腹泻等疾病。

③瘦肉：主要指猪等家畜身上富含蛋白质的肉，适量地吃一些瘦肉
可以为人体的新陈代谢提供必需的氨基酸，并且可以促进铁元素的
吸收、血红蛋白的生成，以改善缺铁性贫血。瘦肉中还含有大量的
维生素 B_1、维生素 B_2，可以有效地营养神经，起到缓解失眠多梦的

作用。

④粳米：味甘，性平，能益脾胃、除烦渴。粳米是大米的一种，含有较全面的人体必需氨基酸，还含有脂肪、钙、磷、铁及 B 族维生素等多种营养成分。米粥营养丰富，又容易消化，便于吸收，所以医药学家常以米粥作为配合药物治疗的调养珍品。

药膳二

百合绿豆薏苡仁粥

对　　症：产后低热不退，纳呆口渴，
　　　　　尿少色黄。

功　　效：清热解毒，健脾利湿，
　　　　　清心安神。

食用材料：鲜百合100 g，绿豆25 g，
　　　　　薏苡仁50 g，大米、白
　　　　　糖各适量。

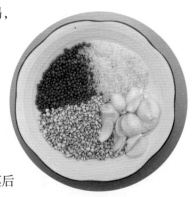

烹饪方法：鲜百合瓣成瓣，撕去内膜后
　　　　　洗净；再将绿豆、薏苡仁和大米
　　　　　加水煮至五成熟，加百合，用文火焖至酥如粥状，加白
　　　　　糖即可食用。

食用方法：每天 1～2 次，每次 1 碗。

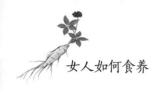

中医小贴士

①**百合**：甘，寒。归心、肺经，具有养阴润肺、清心安神的作用，能够缓解患者纳呆口渴的症状。

②**绿豆**：含有丰富的蛋白质以及氨基酸，包括丰富的色氨酸、赖氨酸、亮氨酸等，能很好地补充营养，绿豆中的有效成分有抑菌效果，能够增强人体的免疫力。绿豆还具有清热解毒的作用，对于产后发热有良好的清热效果。

③**薏苡仁**：是临床上比较常用的一味中药，具有健脾止泻、消肿排脓、渗湿除痹等作用。薏苡仁还含有丰富的维生素A、维生素E和维生素B等，具有美白、养颜、护肤等功效，是可以长期服用的有药用价值的食材。

药膳三

鲜藕粳米粥

对　　症：产后发热不退，口干心烦，
　　　　　恶露不尽。

功　　效：健脾益胃，清心除烦。

食用材料：粳米50 g，鲜藕片50 g，糖
　　　　　适量。

烹饪方法：粳米加水煮粥至半熟，再加
　　　　　入鲜藕片煮熟，加糖即可服用。

食用方法：晨起作早餐服，每天 1 次，每次 1 碗。

———————————— 〔中医小贴士〕 ————————————

①莲藕：性味甘寒，入心、脾、胃三经。生用可以清热凉血散瘀，用治热病烦渴、吐血、衄血等病症；熟用可以健脾开胃、益血、生肌，用治脾胃虚弱、产后血虚、恶露不尽。

②粳米：味甘，性平，能益脾胃、除烦渴。粳米是大米的一种，含有较全面的人体必需氨基酸，还含有脂肪、钙、磷、铁及 B 族维生素等多种营养成分。米粥营养丰富，又容易消化，便于吸收，所以医药学家常以米粥作为配合食疗的调养珍品。

五、产后腹痛的药膳食疗

孕妈妈在分娩后，子宫会逐渐恢复到产前正常大小，这个过程中，在子宫的缩复作用下，小腹会感到阵阵作痛，一般于产后 1 ~ 2 天出现，持续 2 ~ 3 天自然消失。

对于大部分产妇来说，最关心的问题就是如何避免出现病态的产后腹痛，减轻产后腹痛的程度，缩短腹痛时间。首先我们要了解引起产后腹痛的原因有哪些，如平时就有贫血，分娩时又出血过多；或者产后防寒保暖工作没到位，受凉感冒、过食生冷瓜果；或是产后心情抑郁；或产后恶露排泄不畅。所以，我们要及时补充气血，保持心情舒畅，避免吹风着凉，不吃生冷食物，适当活动，以促进恶露排出。

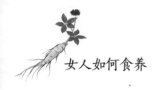

药膳一

当归生姜羊肉汤

对　　症：妇女产后腹痛，伴血虚乳少，恶露不止等症状。

功　　效：补气生血，温补阳气。

食用材料：羊肉650 g，当归、生姜片各20 g，食盐和味精适量。

烹饪方法：先把当归洗净，切成片，羊肉焯去血水后洗净，切成小块，一起放入锅中，再加入适量清水和姜片，待羊肉炖至软烂后加入适量食盐、味精调味，即可食用。

食用方法：产后作为菜品食用。

————　中医小贴士　————

①**羊肉**：性温，它既能御风寒，又可补身体，对一般风寒咳嗽、肾亏阳痿、腹部冷痛、体虚怕冷、腰膝酸软、面黄肌瘦、气血两亏、产后身体虚亏等一切虚状均有补益效果，非常适宜于产后食用，也被称为冬令补品，深受人们欢迎。

②**当归**：味甘而重，它既能补血，又能活血，既可通经，又能活络。凡妇女月经不调、痛经、血虚闭经、面色萎黄、衰弱贫血、子宫出血、产后腹痛等妇科常见病，都可以用当归治疗。当归是中医

药膳中的常用药，多用于煲汤，能显著促进机体造血功能发挥。

③生姜：性辛、微温，归肺、脾、胃经，有效成分为姜酮和姜烯酮的混合物。对血管运动中枢有兴奋作用，能促进血液循环。

药膳二

栗子鸡块

对　　症：妇女产后腹痛，伴有恶露排出不畅，子宫复旧不全等病症。

功　　效：活血止血，祛瘀止痛。

食用材料：鸡肉700 g，板栗350 g，酱油30 g，盐4 g，料酒25 g，葱、姜各15 g，花生油50 g。

烹饪方法：鸡肉切块，加入少量酱油腌制10分钟，将板栗用刀开口，放入锅内煮熟，去皮；葱切段；姜切块；将鸡肉炒至金黄色，再将板栗入锅炸一下，捞出备用；下葱姜炒出香味，放入鸡肉、料酒、酱油、盐和适量清水烧沸，转小火把鸡肉焖至七成熟，放入板栗继续焖煮，至鸡块、板栗酥烂为止。

食用方法：产后作为菜品食用，每天1～2次。

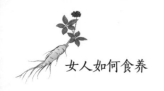

中医小贴士

①**板栗**：含有丰富的不饱和脂肪酸和维生素、矿物质，能防治高血压病、冠心病、动脉硬化、骨质疏松等疾病，是抗衰老、延年益寿的滋补佳品；具有养胃健脾、补肾强筋、活血止血之功效，有助于产后恶露排出，缓解腹痛。

②**鸡肉**：味甘，性微温。能温中补脾、益气养血、补肾益精，对营养不良、畏寒怕冷、乏力疲劳、月经不调、贫血、虚弱等病症有很好的食疗作用。

药膳三

桃仁莲藕汤

对　　症：血瘀型产后腹痛，伴有恶露不止。

功　　效：活血祛瘀。

食用材料：莲藕200 g，桃仁15 g，食盐少许。

烹饪方法：先将莲藕洗净切碎，桃仁洗净，再将锅中加入清水、莲藕、桃仁煮至藕酥汤浓，加入少许食盐即可食用。

食用方法：饮汤食藕，1次服完。

中医小贴士

①莲藕：莲藕的营养价值很高，其富含铁、钙、植物蛋白、维生素等营养成分。有补益气血、增强人体免疫力的作用。其性味甘寒，入心、脾、胃三经。生用清热凉血散瘀；熟用健脾开胃、益血、生肌。

②桃仁：味苦、甘，性平，入心经、肝经、大肠经，具有活血化瘀、润肠通便的功效，临床经常用来治疗因气滞血瘀所导致的闭经、痛经、产后腹痛等病症。

六、产后恶露不绝的药膳食疗

妇女产后，由阴道排出的瘀血、黏液，称为恶露。产后血性恶露持续10天以上，称为产后恶露不绝。

恶露的颜色随着子宫的恢复会渐渐从鲜红、暗红、深黑变成淡红色，最后变为无色并逐渐消失。鲜红色的血性恶露持续3~4天，淡红色的浆液恶露排出持续8~12天，白色恶露排出持续约3周。预防产后恶露不绝，促进恶露的排出，我们可以注意以下几个方面：1. 坚持母乳喂养，有利于子宫收缩和恶露的排出；2. 分娩后每天观察恶露的颜色、量和气味，如果发现有异常，需要及时就诊；3. 保持阴道清洁，勤洗会阴部，勤换内裤、卫生棉，保持会阴部干燥清爽，避免同房，减少感染发生概率。

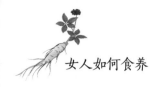
药膳一

当归墨鱼粥

对　　症：血瘀型产后恶露不绝，伴有
　　　　　腹痛、贫血。

功　　效：滋阴补肾，活血补血。

食用材料：当归、枸杞子、龙眼
　　　　　各 10 g，乌贼（墨鱼）
　　　　　50 g，大米、料酒、食
　　　　　盐各适量。

烹饪方法：1.大米洗净，放入清水浸泡，
　　　　　乌贼处理后改花刀，用料酒腌渍
　　　　　去腥；2.锅中加入大米和清水，大火煮至五成熟；3.加
　　　　　入乌贼、当归、枸杞子、龙眼熬煮成粥，加入适量食盐
　　　　　即可食用。

食用方法：早、晚各 1 次，产后即可开始服用。

────────────

中医小贴士

①**当归**：味甘而重，它既能补血，又能活血，既可通经，又能活络。
凡妇女月经不调、痛经、血虚闭经、面色萎黄、衰弱贫血、子宫出血、
产后腹痛等妇科常见病，都可以用当归治疗。当归是中医药膳中的
常用药，多用于煲汤，能显著促进机体造血功能发挥。

②**乌贼**：性质平和，味微咸，具有补益精气、健脾利水、养血滋阴、
制酸、温经通络、通调月经、收敛止血、美肤乌发的功效；而且，

乌贼肉质中含有一种可降低胆固醇的氨基酸，可防治动脉硬化；常吃乌贼，可提高免疫力、防止骨质疏松、缓解倦怠乏力，对体虚乏力、食欲不振等病症疗效显著。

③**龙眼**：含有多种维生素，能够延缓衰老的进程，延年益寿。龙眼还可以补血安胎，促进产妇的新陈代谢，治疗产后虚弱，改善失眠。

药膳二

枸杞党参鱼头汤

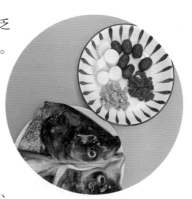

对　　症：产后恶露不绝，伴有神疲乏力、少气懒言等气虚表现。

功　　效：补肾补气养阴。

食用材料：鱼头1个，党参、大枣、枸杞子各15 g，山药、油、盐、胡椒粉各适量。

烹饪方法：1.鱼头洗净，剖成两半煎好，山药、党参、大枣、枸杞子洗净；2.锅中加入清水和鱼头，煲至汤汁呈奶白色；3.加入山药、党参、大枣、枸杞子，用中火炖1小时，加适量盐、胡椒粉调味即可食用。

食用方法：每天1~2次，每次1碗。

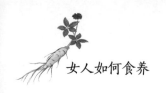

中医小贴士

①**党参**：味甘，性平。具有补中益气、健脾益肺之功效。可以增强免疫力、扩张血管、降血压、改善微循环、增强造血功能。

②**枸杞子**：富含胡萝卜素、多糖、维生素、氨基酸及钙、铁、锌等微量元素；归肝、肾经，具有补血造血、补肾填精、消除疲劳和抗肿瘤等功效。

③**山药**：富含维生素和黏蛋白，归肺、脾、肾经，具有聪耳明目、增强免疫力、延年益寿的功效，主治脾胃虚弱、倦怠无力、食欲不振、腰膝酸软等病症。

④**鱼头**：富含人体必需的卵磷脂和不饱和脂肪酸，卵磷脂可以调节血清脂质水平，有降血脂、降胆固醇的作用，还可以保护肝脏，增强免疫力。不饱和脂肪酸中的亚麻酸、DHA 能够营养神经，促进大脑发育，延缓记忆力衰退。

药膳三

无花果煲猪肚

对　　症：产后恶露不绝，伴口燥咽干、面色潮红、舌红苔少、食欲不振、头晕眼花等血热表现。

功　　效：清热养阴，补虚损，健脾胃。

食用材料：无花果 20 g，猪肚 1 个，蜜枣、盐、胡椒粉各适量。

烹饪方法：猪肚加盐、醋，反复擦洗干净；无花果、蜜枣洗净；再将猪肚焯水去血，将所有食材一同放入砂锅中，炖 2 小时，至猪肚软烂入味后加入盐、胡椒粉调味即可食用。

食用方法：每天1～2次，每次1碗。

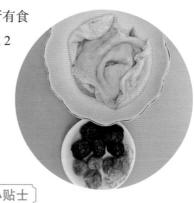

（中医小贴士）

①**无花果**：具有健胃清肠、消肿解毒的功效。可以用于治疗肠炎、痢疾、便秘、痔疮、喉痛、痈疮疥癣等病症。

②**蜜枣**：含大量蛋白质、碳水化合物、胡萝卜素和维生素C，有补血、健胃、益肺、调胃之功效，是老少皆宜的理想传统保健食品。

③**猪肚**：含有丰富的蛋白质以及微量元素，可以调节免疫力、增强体质，改善气血不足引起的乏力、头晕、咳嗽。猪肚性质偏温，体寒气虚的患者可以适当进食。猪肚还可以调节胃肠道功能，针对脾虚引起的消化不良、水湿运化异常有辅助治疗作用。

七、产后自汗盗汗的药膳食疗

正常静止状态下不自觉出汗称为自汗；睡眠时出汗，醒来后停止出汗，称为盗汗；妇女产后以自汗、盗汗为主要表现的疾病称为产后自汗盗汗。

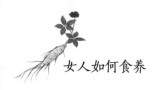

　　为预防产后自汗、盗汗，新手妈妈在日常生活中一定要注意：1. 室温不要太高，26℃～28℃比较适宜；2. 在注意保暖的同时，不要穿太多、太厚；3. 出汗多时要用干毛巾擦干，必要时需洗头洗澡，洗完后及时擦干吹干；4. 多摄入一些汁水较多的食物以补充水分。

药膳一

银耳红枣汤

对　　症：睡着时出汗，醒后出汗停止。咽干口燥，饮水多。腰腿酸软，舌头红，舌苔少。

功　　效：养血滋阴止汗。

食用材料：银耳30 g，大枣（红枣）20 g，冰糖适量。

烹饪方法：银耳、大枣洗净，银耳泡发，撕成小块，一同放入锅中，加入适量清水，煮沸10分钟，小火炖1小时左右，加入冰糖溶化即可。

食用方法：每周2～3次，1天分2次服用。

中医小贴士

①**银耳**：被称为"平民的燕窝"，味甘性平，入脾、胃、肺、肾经。具有滋阴生津、润肺养胃的功效。其含有的银耳多糖等成分，能保

护肝脏、降低血压、润肤美容。

②**大枣**：味甘性温，能补中益气、养血安神。对于产后气血不足的新手妈妈，具有良好的滋补作用。

③**冰糖**：能润肺生津止咳、益气健脾和胃。

药膳二

党参黄芪五味炖猪心

对　　症：产后自汗，动则汗出尤甚，
　　　　　伴有精神不振、体倦乏力。

功　　效：益气固表止汗。

食用材料：党参、黄芪、五味子、
　　　　　猪心、料酒、盐各适量。

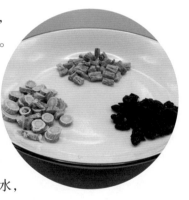

烹饪方法：猪心切片洗净备用，将
　　　　　党参、黄芪、五味子洗净
　　　　　放入砂锅中，加入适量清水，
　　　　　大火煮沸，加入猪心，同时加入料酒、盐，大火煮沸后，
　　　　　去除浮沫，转小火慢炖 30 分钟左右即可。

食用方法：每周 3～4 次，吃肉喝汤。

[中医小贴士]

①**黄芪、党参**：黄芪能大补气血、固表止汗，可提气养神，提高人体免疫力。党参性平味甘，能补中益气、健脾益肺，尤其适用于乏力、

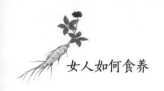

头晕、面色萎黄或苍白等气血两虚、体质虚弱之人。

②**五味子**：是一味具有滋肾敛肺、生津敛汗的中药。其味酸善敛，具有良好的收敛止汗功效。

③**猪心**：含有大量蛋白质、脂肪、维生素 B_1、维生素 B_2 等成分，能养血安神，对于多汗、失眠多梦等病症有一定的疗效。

八、产后便秘的药膳食疗

妇女产后出现排便次数减少、粪便干结、排便费力的病症，称为产后便秘。

以下方法可以改善产后便秘：1.调整饮食结构，增加富含膳食纤维的水果、蔬菜，多饮汤、羹、水。做到荤素搭配，粗细搭配，干稀搭配。2.养成每天定时排便的习惯。3.不要长时间卧床，适当下床活动。4.保持乐观的情绪，缓解精神压力，保证充足的睡眠。

药膳一

决明苁蓉蜂蜜茶

对　　症：排便困难，面色苍白，小便清，夜尿多，怕冷，手脚冰凉。

功　　效：温阳润肠通便。

食用材料：炒决明子 10 g，肉苁蓉 10 g，
　　　　　蜂蜜适量。

烹饪方法：将炒决明子、肉苁蓉放
　　　　　入杯中，沸水闷 20 分
　　　　　钟，加入适量蜂蜜调
　　　　　匀即可。

食用方法：每周 2～3 次，代茶饮。

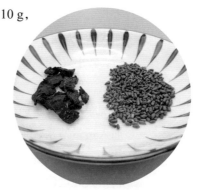

〔中医小贴士〕

①**肉苁蓉**：有"沙漠人参"之美誉，其味甘、性温，有补肾阳、益肾精、养血润燥通便、悦色延年的功效。专补肾中水火，适用于虚人便秘。

②**决明子**：能清肝明目、润肠通便，其中含有的大黄酚有导泻作用。此外，还有降血压、降低胆固醇、抗菌的作用。

药膳二

麻仁紫苏粥

对　　症：大便干燥，呈颗粒状，不易排出，甚至伴有肛门出血。

功　　效：润燥通便。

食用材料：杏仁 5 g，紫苏子 5 g，粳米 100 g。

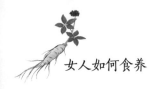

烹饪方法：杏仁、紫苏子洗净，放入砂锅中，加入适量清水，大火煮沸后，转小火慢炖15分钟，去渣滓留汁备用。粳米淘洗净，放入砂锅中，加入适量清水，加入药汁，大火煮沸后，转小火炖烂粳米即可。

食用方法：每周2～3次。

┌─────── 中医小贴士 ───────┐

①杏仁：功擅止咳平喘，润肠通便。杏仁中含有丰富的黄酮类和多酚类成分，能降低人体胆固醇的含量，降低心血管疾病的发生概率，可作为减肥零食食用。

②紫苏子：性温味辛，归肺经。能降气化痰，润肠通便。可用于治疗咳嗽痰多、气喘胸闷、肠燥便秘等病症。此外，它还能增强记忆力，预防老年痴呆症。

药膳三

黑芝麻大米粥

对　　症：大便干结，脸色苍白，嘴唇颜色淡，头晕，气短，手脚凉。

功　　效：养血益气，润肠通便。
食用材料：黑芝麻、大米各适量。
烹饪方法：大米淘洗干净，放入砂
　　　　　锅中，加入适量清水，
　　　　　大火煮沸，改小火熬
　　　　　煮至米粥烂熟，加入黑
　　　　　芝麻调匀即可。

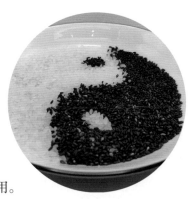

食用方法：每周 2~3 次，早、晚食用。

〔中医小贴士〕

①**大米**：性味甘、平，入脾、胃经，有补中益气之功。对于脾胃虚弱、胃肠道功能薄弱的人尤为适宜。
②**黑芝麻**：能补肝肾、养精血、润肠通便、美容养颜、生发乌发，适用于肝肾不足引起的头晕眼花、头发早白、腰酸耳鸣以及习惯性便秘的治疗。

九、产后缺乳的药膳食疗

产后哺乳期内，产妇乳汁过少或无乳汁可下，称为"缺乳"。

首先，我们来了解一下母乳喂养的优点。对于妈妈而言，宝宝的吮吸可以促进子宫复旧，母乳喂养可以降低女性患生殖系统疾病的风险，有利于产后身材的恢复；对宝宝来说，母乳具有配方奶粉

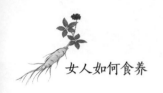

不可替代的营养价值，且更适合宝宝的肠道吸收，可以更好地增强宝宝的抵抗力。

那什么样才是优质的母乳呢？有三个判断标准：1. 宝宝的体重增长达标。2. 宝宝喝完奶后的情绪和睡眠不错，优质的母乳对于宝宝而言是最好的"安慰剂"。宝宝喝完奶后，入睡时长在 1 小时左右为宜。3. 母亲在哺乳期间饮食均衡，且未患有不宜哺乳的疾病或服用不宜哺乳的药物和食物。

既然母乳喂养有如此多的好处，我们又该如何解决母乳不足的问题呢？1. 营养丰富且均衡的膳食为母乳提供充足的营养。中医认为乳汁的生成有赖于胃气，胃气虚弱则气血生化无源，气血虚弱则乳汁不足。2. 良好的心态与愉快的心情。乳汁的正常分泌有赖于肝的疏泄，情绪抑郁则会使肝失条达，经脉阻滞，以致不能正常分泌乳汁。3. 充足的睡眠有利于乳汁的分泌。良好的睡眠有助于身体各项功能的恢复、气血津液的调和。

药膳一

芪归猪手

对　　症：产后乳汁过少或乳汁不下，乳汁颜色清稀，乳房柔软且无胀痛感，人自感疲惫，面色苍白。

功　　效：补气养血，增液通乳。

食用材料：黄芪 9 g，当归 9 g，猪手（即猪蹄）1 只，姜、葱、食盐各适量。

烹饪方法：将猪手清洗干净，放入清水
中煮沸，加入葱姜，撇
去浮沫后捞出，放入砂
锅中，加水稍没过水
面 3 厘米，再加入食
盐、香葱，炖至软烂，
放入黄芪、当归，文火
熬半小时即可。

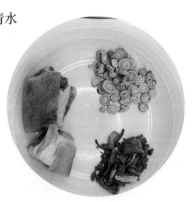

使用方法：连汤带猪蹄，每天一汤盅，不拘
时温服。可连续服食。

〔 中医小贴士 〕

① **黄芪**：含有胆碱、豆香素、叶酸、氨基酸、维生素 B_2 等丰富的营
养成分，具有益气生津养血的功效；归肺、脾经；常用于表虚自汗、
气虚内伤、脾虚泄泻、产后血虚等病症。

② **当归**：归肝、心、脾经，具有补血活血、调经止痛、润肠通便的功效；
常用于治疗血虚萎黄、眩晕心悸、月经不调、经闭痛经、虚寒腹痛
等病症。

③ 黄芪、当归二味共同组成当归活血汤，此方常用于虚证。针对于
产妇"多虚，多瘀，易外感"的特点，此方起到补气以生血，祛瘀
以生新的作用。

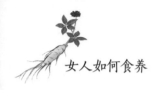

药膳二

猪蹄粥

对　　症：平素情绪不佳，或产后情绪
波动较大，乳房胀痛甚
至发硬，或胸胁胀痛，
乳汁少或味道不佳且
质地浓稠，甚至乳汁
不下，不欲饮食。

功　　效：疏肝解郁，通络下乳。

食用材料：猪蹄2只，木通5 g，漏芦15 g，
佛手 10 g，葱白 2 根，食盐适量。

烹饪方法：将猪蹄洗净，切小块，用纱布把木通、漏芦、佛手包好，
将药材和猪蹄放入砂锅，加水浸没过食材，猪蹄熟烂后
捞出药包，放入葱白、食盐稍调味。

食用方法：吃猪蹄和汤，如过于油腻可将上层油脂刮去，每天一汤
盅，分早、晚 2 次服用。

〔 中医小贴士 〕

①**木通**：味淡、微苦，性微寒。入心、小肠经。有清热利水，活血，
通乳的功效。常用于治疗水肿、妇女经闭、乳汁不通等病症。现代
研究发现木通具有利尿和抗菌作用。

②**漏芦**：根茎入药，在《神农本草经》中归属上品，著名道医陶弘
景认为"此药久服甚益人"。具有清热解毒消痈、下乳、舒筋通脉

的作用。现代研究发现漏芦具有抗脂质过氧化、免疫促进、改善脑功能、抗衰老等作用。

③**佛手**：味辛、苦、酸，性温。归肝、脾、胃、肺经。常用功效为疏肝理气、和胃止痛、燥湿化痰。被用于治疗胸胁胀痛、胃脘痞满不适、纳差呕吐、咳嗽痰多等病症。

④**葱白**：味辛，性温，归肺、胃经。有发汗解表、散寒通阳、解毒、杀虫等作用。主要用于外感风寒、腹痛、二便不通、痢疾、疮痈肿痛、寄生虫病等病症。现代药理发现其有效成分具有抗真菌、抗滴虫的作用。

药膳三

瓜蒌蜂蜜粥

对　　症：乳汁稀少，产妇偏于丰腴，乳房丰满但触之松软、无涨感。伴胸闷恶心，大便不成形或大便黏腻。舌边有齿痕且舌苔厚白腻。

功　　效：化痰消结，通络下乳。

食用材料：瓜蒌 12 g，漏芦 9 g，青皮 6 g，大米 50 g，蜂蜜适量。

烹饪方法：将饮用水烧开，加入大米，熬成米粥。再用砂锅将瓜蒌、

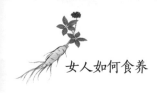

青皮、漏芦加水煎煮，先大火烧开后转小火煎煮半小时，
将药汁兑入粥中，放入蜂蜜，搅拌均匀即可享用。

食用方法：每天1剂，早、晚各一半，加热后食用，食用数日直至
症状缓解即可。腹泻者慎用。

〔中医小贴士〕

①**瓜蒌：**为栝楼的果实入药，其有效成分为含三萜皂苷、丝氨酸蛋
白酶A和B、糖类、有机酸等。其为药食两用之品，归肺、胃、大
肠经。常见功效为润燥开结、荡热涤痰，在此膳中取其疏肝郁、平肝逆、
缓肝急之功。

②**青皮：**为未成熟橘子的果皮，具有疏肝破气，消积化滞的功效；
可用于治疗肝气郁结、乳胀、乳房结块、乳痈等病症。现代研究表明，
青皮具有化痰、抗菌、升血压、保护肝脏等作用。

十、乳汁自出的药膳食疗

哺乳期内，乳汁未经婴儿吸吮而自然溢出者，称为"乳汁自出"。

我们应如何应对这一问题呢？首先，我们应当分清楚这种情况
是生理性的还是病理性的，也就是需不需要治疗。生理性的乳汁自
出：产妇素体体健，体质强壮，气血调和，乳房饱满而乳汁充沛，
这种情况无须治疗；病理性的乳汁自出：乳房有肝、胃两经循行，
中医认为产后气血虚弱，阳明胃气不固，或肝经热盛，疏泄失常，
热迫乳汁妄行，均可导致乳汁自出。

那如果排除了生理性的乳汁自出，我们就需要在日常生活中做一些调整。1.情绪健康。健康的情绪有助于产妇正确认识乳汁自出，以正确的心态面对由于乳汁自出导致的尴尬情况，减少负面情绪对于我们身体的影响。2.适度补益。营养过剩或营养不足都不利于乳汁正常排出，对产妇而言，适度补益才是最好的选择。

药膳一

黄芪羊乳芡实汤

对　　症：产后乳房松软，乳汁量少，质地清稀，时时漏出。亦可见神疲乏力，神思倦怠，易汗出，稍一活动则遍身湿透，食欲不佳，稍进食就自觉饱胀异常，体形消瘦。

功　　效：益气养血摄乳。

食用材料：黄芪 10 g，芡实 10 g，羊乳 100 g。

烹饪方法：将黄芪、芡实放入 150 mL 饮用水中，大火煮沸后，再煮 5 ~ 10 分钟，去渣取汁，将 100 g 羊乳兑入，煮沸后温服。

食用方法：每天 1 剂，可连服，不拘时，勿冷服。

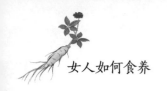

〔中医小贴士〕

①**黄芪**：药食皆宜，为补药之长。若产妇常常感冒，表现为恶风自汗、鼻塞流清涕且无咽喉红肿，可加防风、白术入粥，三者合用为"玉屏风散"，为体虚外感第一方。

②**芡实**：含有多种维生素、胡萝卜素和优质脂肪。味甘、涩，性平，归脾、肾经，具有益肾固精、补脾止泻、祛湿止带的功效。本药膳中取其涩而不滞之性，补脾肾而兼能祛湿之用，以此收敛乳汁。

③**羊乳**：主要含营养成分有蛋白质、烟酸、维生素C、维生素A，含有钙、磷、铁等多种微量元素；味甘，性微温；具有补虚、润燥、和胃、解毒的功效。《魏书·王琚传》中言："常饮羊乳，色如处子。"相传晚清时期，慈禧太后常年通过饮用羊乳、用羊乳沐浴的方法来美肤养颜。

药膳二

党参覆盆大枣粥

对　　症：平时易感冒，或产时失血较多，产后乳汁稀少，自行流出，颜面部无血色，脾胃虚弱，纳差，大便黏滞稀溏，腰酸，背后发冷，严重者可出现头晕耳鸣。

功　　效：补血益气，温肾固摄。

食用材料：党参10 g，覆盆子10 g，大枣10枚，大米100 g。

烹饪方法：用砂锅将大枣、党参、覆盆
子加水没过药面，大火先
煎，转小火再煎 15 分
钟。将大米淘净，加
3 倍的清水，煮熟时加
入砂锅中的大枣、党参、
覆盆子及汤汁，继续加热
至沸腾，关火即可。

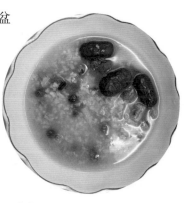

食用方法：每天 1 次，于晨起时温服，可连
续服用数日。

中医小贴士

①**党参**：植物根茎入药，味甘，性平，归肺、脾经。功效为补中益气、
止渴、健脾益肺、安胎、养血生津。可用于脾肺气虚、气血不足、
面色萎黄、心悸气短等病症。其补虚效力较人参差，但其性较人参
甘平，补而不燥。

②**覆盆子**：也称红树莓，含有丰富的维生素 C 和酚类物质，具有抗
氧化作用，可以美白皮肤和保护肝脏。中医认为其归肝、肾、膀胱经，
有补益肝肾的作用，适合肾虚的患者服用，可治疗女性月经不调、
闭经、视力减退等病症。

③**大枣**：味甘，性温，归脾、胃经。功效为补脾和胃、益气生津、
调营卫、解药毒。还被称为"天然维生素丸"，含有丰富的钙和铁。
现代研究表明：其具有提高免疫力、预防胆结石、防治骨质疏松和
高血压病等功效。

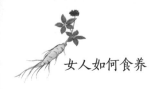

药膳三

柴胡郁金莲米粥

对　　症：乳房胀硬疼痛，乳汁自出，
　　　　　质浓稠，外衣易湿。容
　　　　　易生气，情绪激动时
　　　　　感觉胸闷，胁下疼痛。
　　　　　舌红苔黄。

功　　效：疏肝解郁，清热敛乳。

食用材料：柴胡 10 g，郁金 10 g，
　　　　　莲子（莲米）15 g，大米
　　　　　100 g。

烹饪方法：将柴胡、郁金在饮用水中先泡半小时，大火烧开，转小
　　　　　火煎煮 5 ~ 10 分钟，去渣取汁，加莲子、大米煮粥服食。

食用方法：每天 1 剂，温服，不拘于时。

〔 中医小贴士 〕

①柴胡：味辛、苦，性微寒，归肝、胆、肺经。其功效为和解表里、
疏肝解郁、升举阳气。现代研究发现，本品有退热、降血脂、保肝、
利胆、抗溃疡、抗肿瘤和调节免疫等多种作用。

②郁金：味辛、苦，性寒，归心、肺、肝经。有活血止痛、行气解郁、
清心除烦的功效。常用于治疗经闭痛经、胸腹胀痛、刺痛等病症。
现代药理研究发现，本品有调节脂质代谢、抗真菌等作用。

③**莲子**：又称莲米，使用时宜去莲心，莲心苦寒，多食伤胃。味甘、涩，性平，归心、脾、肾经。其功效为补脾止泻、止带、益肾涩精、养心安神。《本草经解》中认为其久服有"益气和血之功"。

十一、回乳的药膳食疗

回乳，又称断奶，指运用各种方法制止乳汁分泌。大部分母亲在小孩出生 10 个月到 1 年后会选择断奶，因为这时的婴儿在快速成长，母乳的营养逐渐跟不上，因此选择逐渐断奶，添加辅食，让小孩获得充足的营养。

现如今随着人们的生活水平不断提高，产妇所摄入的营养更加的丰富，乳汁分泌也十分充足，因此乳汁难以回退，会出现乳房胀满疼痛，甚至引发乳腺炎的发生。

在日常生活中，我们该如何护理使产妇回乳呢？ 1.保持心情舒畅，减少情绪波动，协助回乳；2.回乳时会出现乳房胀痛，可以使用温热毛巾对乳房进行推揉，缓解胀痛；3.尽量减少汤水的进食，减少营养，使得乳汁分泌减少。

药膳一

回乳粥

对　　症：断乳时，乳汁分泌未停止，乳房胀满。

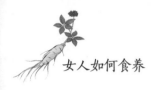

功　　效：回乳消胀。

食用材料：炒麦芽 60 g，粳米 100 g，
　　　　　麸炒枳壳 6 g，红糖
　　　　　适量。

烹饪方法：将粳米洗干净放入锅
　　　　　中，加入适量清水，
　　　　　没过粳米 2～3cm；炒麦
　　　　　芽、枳壳煎煮，去渣，取
　　　　　100 mL 左右汤水，放入粳米中
　　　　　熬成粥；等粥熬成，加入适量红糖搅拌。

食用方法：适用于小儿断奶，每天 1 剂，连续食用 5～7 天。

中医小贴士

①**炒麦芽**：麦芽含有麦角胺类化合物，能够抑制催乳素的分泌，从而能用于回乳。

②**粳米**：大米的一种，营养价值比普通大米要高，有健脾和胃的功效，能治疗腹痛、腹泻、易疲劳等病症。

③**麸炒枳壳**：是一味具有理气宽中、行滞消胀的理气药，对于胸胁、乳房胀痛有很好的疗效。

注意：在回乳期间，尽量少进食高蛋白、高热量的食物，减少乳汁的持续分泌。

药膳二

消乳汤

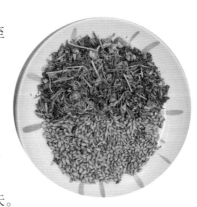

对　　症：断乳时乳房胀痛，甚至
　　　　　红肿。

功　　效：回乳，散结消肿。

食用材料：蒲公英 30 g，炒麦芽
　　　　　60 g。

烹饪方法：将二者洗净，放入壶中，
　　　　　适量温开水泡服。

食用方法：早晚 1 次，连续 3 ~ 5 天。

> 中医小贴士

①**炒麦芽**：最主要的作用是消食和回乳，常用于治疗淀粉类食物的
食积，以及妇女回乳。

②**蒲公英**：是菊科草本植物干燥全草，有消炎解毒、消肿散结的功效，
对于乳房的肿胀疼痛有缓解作用。现代研究表明，蒲公英对于金黄
色葡萄球菌、肺炎链球菌、溶血性链球菌有较强的杀灭作用。

药膳三

山楂麦芽饮

对　　症：回乳时，乳汁淤积，乳房胀痛。

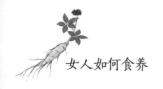

功　　效：行气散结消胀。

食用材料：炒麦芽 10 g，山楂 10 g，
　　　　　红糖适量。

烹饪方法：先将山楂和炒麦芽分
　　　　　别炒焦，放入锅中，
　　　　　加水 300～400 mL，没
　　　　　入至高 1～3cm，中火烧
　　　　　开后，调成小火，继续加热
　　　　　10～15分钟，倒入杯中，待稍凉后，
　　　　　放入适量红糖搅拌。

食用方法：早、晚各 1 次，连续 3～5 天。

〔中医小贴士〕

①**炒麦芽**：归脾、胃经，常用于治疗淀粉类食物的食积、腹胀，以及妇女断乳，有行气消食、健脾开胃、回乳消胀之功效。

②**山楂**：是一味食物，也是一味中药，山楂果实中含有维生素 B、维生素 C、胡萝卜素及多种有机酸，这些成分能够有效地增加胃中消化酶的分泌。

③**红糖**：性温，味甘，具有益气补血、缓中止痛、健脾暖胃的功效。

十二、产后情志异常的药膳食疗

产后情志异常指产后出现的情绪异常，如情绪持续低落、沮丧，不爱说话，严重者可出现厌食、失眠多梦、精神疲倦，甚至焦虑、易怒等症状。

日常生活中我们应该如何做才可以尽量减少产后情志异常的出现呢？1.家人、亲属应多与产妇交流，使其保持心情舒畅；2.对有精神疾病史的产妇，应当密切观察产妇的精神状态，避免一切不良因素的刺激，给予更多的关爱与呵护；3.当遇到不愉快的生活事件时，不要让产妇长时间沉浸其中，应适当地进行娱乐活动，如练习书法、听音乐、看电影等，转移其注意力，使产妇心情愉悦。

药膳一

甘麦大枣粥

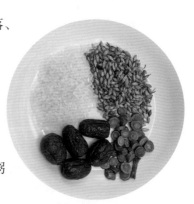

对　　症：产后精神不振，心情低落、悲伤，甚至失眠多梦。

功　　效：养心安神、和中缓急。

食用材料：甘草20 g，大麦100 g，粳米100 g，大枣10枚。

烹饪方法：所有食材洗净，放入锅中加入适量清水，熬成粥即可。

食用方法：空腹食用，直至心情稳定时可停用。

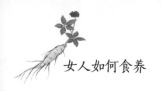

┌─────────────┐
│ 中医小贴士 │
└─────────────┘

①**甘草**：甘草中有一种很强的抗抑郁成分——甘草苷，通过调节单胺类神经递质和受体，可以改善抑郁症的快感缺乏和绝望行为。

②**大麦**：归心、脾、肾经，能缓解饥饿、补充营养、养心除烦。

③**大枣**：性温、味甘，归脾、胃经，具有补中益气、养血安神的功效，常用于治疗中老年女性气血不足、情绪不畅、烦躁等病症。

药膳二

白术猪肚粥

对　　症：产后精神郁闷，心情烦躁，两侧乳房及胸胁胀痛。

功　　效：疏肝解郁，理气健脾。

食用材料：白术 30 g，槟榔 10 g，生姜 10 g，猪肚 100 g，粳米 100 g，葱白、盐各适量。

烹饪方法：白术、槟榔、生姜捣碎，猪肚洗净，将捣碎后的药放于猪肚中，并扎紧两端，放于热水中煮熟，取汁，加入粳米中熬成粥，最后加入少许葱白及盐。

食用方法：精神郁闷，心情烦躁时可食用，空腹服，连续 5～7 天，至心情舒畅时可停服。

中医小贴士

①**白术**：归脾、胃经，常用于脾胃虚弱所致的纳少便溏等症，具有健脾益气、燥湿利水、止汗安胎的功效。

②**槟榔**：归胃、大肠经，常用于治疗寄生虫病、食积气滞等病症，有增强胃肠蠕动，促进消化的功效。

③**生姜**：是一种常用调味料，能解表散寒、温中止呕，生姜中含有姜油酮，具有镇痛、解热及抗炎的功效。

④**猪肚**：是一种补虚的上好食物，其中含有大量的钙、钠、铁、钾、维生素A、维生素E等营养成分。

药膳三

茉莉花粥

对　　症：精神抑郁，乳房和胸胁部位胀满疼痛，食欲差，面色萎黄。

功　　效：平肝解郁，理气补脾。

食用材料：茉莉花 3～5 g，粳米 60 g，白糖适量。

烹饪方法：将茉莉花用水煮开后捞出，放入锅中，加入粳米，

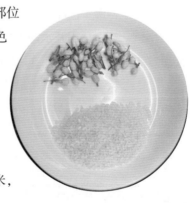

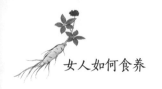

加入适量清水，熬成粥，加入适量白糖。

食用方法：早晚空腹温服，服用 3～5 天，也可酌情继续使用。

〔中医小贴士〕

茉莉花：能够去除口臭、消除精神疲劳、缓解心情紧张、调节内分泌、增强机体抵抗力。长期服用茉莉花粥，有清肝明目、通便利水等功效。

药膳四

佛手茶

对　　症：郁闷烦躁，容易发怒，两侧乳房和胸胁部胀满疼痛。

功　　效：疏肝解郁，理气止痛。

食用材料：佛手 25～30 g。

烹饪方法：将佛手洗净，放入杯中，用开水冲泡。

食用方法：代茶饮，服用 3～5 天，症状缓解后可酌情继续使用。

〔中医小贴士〕

佛手：归肝、脾、胃、肺经，具有疏肝、理气、和中的功效，能治疗肝郁气滞所导致的胁痛、胸闷，以及脾胃气滞所致的腹胀腹痛等病症。

药膳五

生地枣仁粥

对　　症：心情郁闷烦躁，失眠健忘，伴有心悸、腰膝酸软、五心烦热等症状。

功　　效：滋阴清热、养血安神。

食用材料：生地黄30 g，酸枣仁30 g，粳米100 g。

烹饪方法：将生地黄、酸枣仁洗净放入锅中，加入适量清水，煎煮2次，取汤汁100～120mL，再将汤汁放入粳米中熬成粥。

食用方法：每天服用1～2次，连续服用3～5天，症状缓解后可酌情继续使用。

〔 中医小贴士 〕

①生地黄：归心、肝、肾经，可以治疗心悸、失眠、腰膝酸软等症，具有清热凉血、养心益肾的作用。

②酸枣仁：归心、肝经，具有养心安神、敛汗的作用。可以缓解心肝血虚引起的失眠、心悸、盗汗等症状。

第五章

妇科杂病的药膳调理

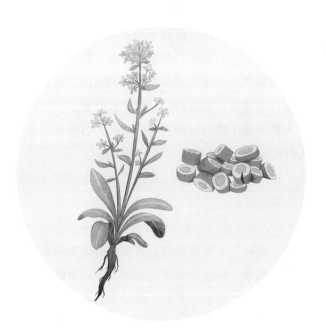

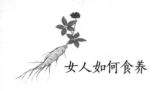

一、白带异常的药膳食疗

白带异常指女性阴道内的分泌物数量、性状、气味发生改变的现象。"白带"是女性最为熟悉的伙伴，它不仅是女性的天然屏障，可以保持阴道的湿润，防止病原体的入侵；而且还是健康的一面"镜子"，可以反映出身体的健康状态。

读懂白带异常所带来的信号，能够帮助我们及时发现并防治妇科疾病。如遇到稀薄脓性、黄绿色泡沫状、有臭味的白带，大家需警惕滴虫性阴道炎；而出现白色稠厚、凝乳样或豆腐渣样的白带，多为霉菌性阴道炎；若是出现灰白色、均匀质、鱼腥臭味的白带，可能是细菌性阴道炎；如果白带呈糊状而且量多，并且伴随有腰痛的症状，可能出现了慢性宫颈炎等。当然，白带异常也不一定就是病原体入侵所致，中医认为带下病与湿邪有关。

那么，日常生活中我们如何通过饮食和生活方式的调整，防止白带异常的发生呢？

首先，在饮食方面：1.注意饮食营养，可多食小麦、高粱、芡实、蜂蜜、豆腐、鸡肉、韭菜等食物；多食新鲜蔬菜和水果，以保持大便通畅；饮用温水，防止并发尿道感染。2.忌甜腻食物。油腻食物包括猪油、肥猪肉、牛油、羊油、奶油等；高糖食物包括糖果、甜点心、巧克力、奶油蛋糕等。3.忌辛辣食物。辛辣食物包括辣椒、花椒、孜然、八角、桂皮等，多食易生燥热，使内脏热毒蕴结，出现牙龈肿痛、口舌生疮、小便短赤等症状，从而使本病症状加重。

其次，在日常生活方面。1.要养成良好的卫生习惯，特别注意经期、产后外阴清洁卫生，选择宽松、纯棉、透气性好的内裤并坚持勤换内裤，提倡淋浴及选择蹲式马桶；2.经期、产后避免水中作业及进食生冷饮食，以免外浸内侵；3.发现白带异常及时就医，严格按医嘱执行内治及外治措施，治疗期间禁止性生活；4.若反复治疗效果不佳时，应建议其配偶接受检查，如果配偶有滴虫或霉菌感染时，夫妻双方应同时治疗；中老年妇女则应考虑有无糖尿病等疾患，可做血糖、尿糖检查，并进一步诊治。

药膳一

莲子薏米粥

对　　症：带下量多，绵绵不断，色白或淡黄，质黏稠如糊状，无气味；伴精神萎靡倦怠，平素易疲倦乏力，身体困重或肥胖，食欲不振，大便溏泄。

功　　效：健脾益气，化湿止带。

食用材料：莲子 50 g，薏苡仁（薏米）100 g，大枣 5 枚，糯米 50 g，冰糖适量。

烹饪方法：将莲子、薏苡仁、大枣、糯米分别洗净，将莲子去心、大枣去核，糯米、薏苡仁提前浸泡备用。砂锅中注入适

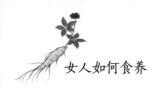

量清水烧开，倒入以上备用的食材并搅拌。以大火煮沸烧开后，盖上锅盖改小火慢煮60分钟，至食材熟透；加入冰糖适量调味，搅拌均匀，转中火煮约1分钟至冰糖溶化后关火，即可食用。

食用方法：作主食，每天服1~2次，可常服。

中医小贴士

①**莲子**：归脾、肾、心经，含有淀粉、棉子糖、蛋白质、脂肪、钙、磷、铁等多种营养，具有补脾止泻、止带、益肾涩精、养心安神、延缓衰老、增强免疫力等功效，主治脾虚泄泻、带下、遗精、心悸失眠等病症。

②**薏苡仁**：又称薏米，归脾、胃、肺经，含有远高于大米的蛋白质、脂肪、维生素 B_1 及人体必需的8种氨基酸等多种营养成分，具有较高的营养价值，具有利水渗湿、健脾止泻、除痹排脓、解毒散结的作用，能够提高机体免疫力，在美容、抗炎、降血压、降血糖等方面有较好的疗效，是传统的药食同源的谷物资源，甚至有"米中第一"的称号。

③**糯米**：又称江米，含蛋白质、脂肪、糖类、磷、铁、钙、维生素 B_1、维生素 B_2、烟酸、淀粉等营养物质，归脾、胃、肺经，具有补中益气、健脾暖胃、止泻、养肺止汗等功效，主治脾胃虚弱、食欲不振、脾虚久泻、虚劳不足、神疲乏力、自汗不止等病症，是一种柔润性食物，营养价值极高。

药膳二

白果黄芪乌鸡汤

对　　症：带下量多异常，绵绵稀薄如
水状淋漓，色白清冷，
无气味，伴精神萎靡，
面色萎黄，平素易疲
倦乏力，出汗多，头
晕耳鸣，腰膝酸软，
食欲不振，大便溏泄，
小便频数。

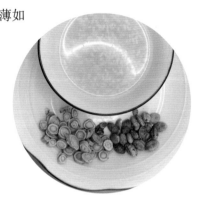

功　　效：健脾益气，固肾止带。

食用材料：白果 30 g，黄芪 50 g，乌鸡 1 只（约 500 g），米酒 50 g，
精盐适量。

烹饪方法：将整只乌鸡去内脏，洗净切块，放入锅中焯水后捞出备
用。将白果去皮后与黄芪一同洗净，与鸡肉一起放入砂
锅内，加适量水、米酒，用大火烧开后转小火慢炖一个
半小时左右至鸡肉炖熟，加入适量精盐调味即可食用。

食用方法：饮汤食肉，隔日 1 剂，可连食 3 剂。

〔中医小贴士〕

①**白果**：归肺、肾经，含有多种营养元素，如淀粉、蛋白质、脂肪、
糖类、维生素C、银杏醇、白果酸等。具有敛肺气、定喘咳、止带浊、
缩小便等功效，可以延缓衰老、美容养颜、抑菌杀菌、预防心脑血

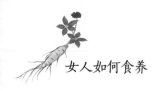

管疾病。但白果有小毒，不宜大量食用。

②乌鸡：归肝、肾、肺经，含丰富的黑色素、蛋白质、维生素B及多种人体必需氨基酸和微量元素，其中烟酸、维生素E、磷、铁、钾、钠、球蛋白等营养含量均高于普通鸡肉，可提高生理功能、延缓衰老、强筋健骨、明目补血，对防治骨质疏松、妇女崩中带下、缺铁性贫血等病症有明显功效，被人们称作"名贵食疗珍禽"。

③黄芪：归脾、肺经，含有蔗糖、葡萄糖、黏液质、氨基酸、胆碱、叶酸等多种营养物质，具有增强免疫力、抗菌抑菌、延缓衰老、降血压、预防心脑血管疾病的作用。

药膳三

马齿苋蛋清饮

对　　症：带下量多异常，色黄黏稠，有气味；或伴有阴部瘙痒，胸闷心烦，口苦咽干，口舌生疮，身体困重，黏腻不爽，食欲不振，少腹疼痛不适，小便短赤。

功　　效：清热利湿，凉血止带。

食用材料：鲜马齿苋250 g，生鸡蛋2个。

烹饪方法：将马齿苋洗净、捣烂滤汁，生鸡蛋去蛋黄，将蛋清和马齿苋汁搅匀，以开水冲服。

食用方法：作饮料，每天 1~2 次。

中医小贴士

马齿苋：归肝、大肠经，具有清热解毒、散血消肿、止痢等功效。其对大肠埃希菌、志贺氏菌、沙门氏菌等均有较强的抑制作用，适用于尿道炎、妇科盆腔炎的患者服食，有"天然抗生素"的美称，是药食俱佳的食材。

二、子宫肌瘤的药膳食疗

子宫肌瘤是子宫平滑肌组织增生而形成的良性肿瘤。月经紊乱、痛经、小腹坠痛、白带增多，去医院一查，竟是"子宫肌瘤"惹的祸。子宫肌瘤虽然是一种常见的良性肿瘤，却常常让人忧心忡忡。

在生活中注意以下几点，可以帮助我们减少子宫肌瘤的困扰。1.肥胖会增加患子宫肌瘤的风险，平时应适当运动、健康饮食，少吃高糖、高脂肪的食物，适当摄入纤维和粗谷物。2.注重自身的情绪护理，学会排解焦虑、郁闷等"情绪垃圾"，运动、欣赏美景、倾诉都是不错的选择。3.多囊卵巢综合征的患者和家族中有子宫肌瘤患者的女性，应该关注自己的月经、白带情况，定期体检。

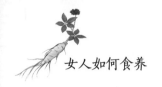

药膳一

山药桃红蒸鸡

对　　症：小腹或腰部刺痛，触摸有包
块；伴见痛经，经血中
夹杂血块，气血不足，
精神欠佳。

功　　效：补气健脾，活血化瘀。

食用材料：桃仁 10 g，红花 10 g，
山药 30 g，净母鸡半只，
黄酒、生抽、盐、生姜各
适量。

烹饪方法：将各种食材切块，用开水将鸡肉上残留的血水烫去，用
黄酒、蚝油、生抽、盐、生姜拌匀腌制鸡肉半小时，加
入桃仁、红花、山药，放入蒸屉，50 分钟蒸熟。

食用方法：佐餐食用，月经、怀孕或有出血伤口时不宜服用。

〔 中医小贴士 〕

①**桃仁**：是一味活血化瘀的良药，归心、肝、大肠经；常用于腹部包
块、隐隐刺痛或跌打损伤、瘀血不消等病症。

②**红花**：归心、肝经，对于痛经、经血中夹杂血块者有较好的疗效，
还可用于产后恶露不下、腹部硬满刺痛等病症。科学研究表明，红
花中的红花黄色素可以抑制血小板聚集，降低血液黏稠度，还可以
改善心肌缺血。

③山药：既是一种常见的食材，也是日常生活中简便易得的"补药"，归脾、肺、肾经，对于阴虚燥热、气虚疲乏、咳嗽便溏和白带过多等病症都有疗效。

药膳二

益母草煮蛋

对　　症：子宫肌瘤伴有月经紊乱，腹部胀痛或刺痛。

功　　效：清热活血。

食用材料：益母草 50 g，陈皮 12 g，鸡蛋 2 个。

烹饪方法：将鸡蛋表面清洗干净，益母草、陈皮用清水浸泡 20 分钟，加入鸡蛋，煮沸后转小火煮 5 分钟，将鸡蛋壳剥去，再煮 5 分钟即可。

食用方法：月经前后 1 周开始服用，孕妇不可食用。

〔 中医小贴士 〕

①**益母草**：是妇科常用药，归肝、心包、膀胱经；本品性寒，可活血调经，常熬制成膏方使用。

②**陈皮**：归脾、肺经；是行气健脾的常用药材，也常用作调味品，气味辛香，可以行气化痰，治疗呕吐、咳嗽等病症。

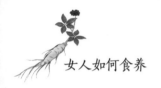

药膳三

合欢玫瑰豆腐

对　　症：心情郁闷、烦躁易怒，肤色
暗沉，排便不畅。

功　　效：疏肝解郁，行气活血。

食用材料：合欢花 12 g，玫瑰花
6 g，嫩豆腐 1 块，鸡
蛋 1 个，淀粉、食用油、
白糖各适量。

烹饪方法：将鸡蛋打成蛋液，豆腐切
成小块裹上蛋液，蘸干淀粉，炸
至金黄，加入白糖炒成糖霜，将合欢与玫瑰切丝，均匀
撒入，简单翻炒即可。

食用方法：佐餐食用，月经前后一周食用更佳；月经期间、腹泻、
怀孕者不可食用。

───────────[中医小贴士]───────────

① **玫瑰花**：归肝、脾经，具有和血、解郁、止痛的功效，尤其适用
于月经前乳房胀痛的治疗。

② **合欢花**：味道甘甜，归心、肝经，能够解郁安神、美容养颜，还
可用于忧思抑郁所致的失眠。

三、子宫脱垂的药膳食疗

　　子宫从正常位置沿阴道下移，宫颈口达坐骨棘水平以下，甚至全部脱出阴道口外的现象，称为子宫脱垂。子宫脱垂，是一种不会要命但又很"要命"的妇科疾病，患者常常自觉有"物"自下体脱出，尤其是长时间站立或活动后，不少人因为下垂的子宫或阴道壁导致长期行走困难，影响到外出活动和工作。随着时间的延长，脱垂的组织不容易回纳，易磨出溃疡，导致出血和感染、分泌物增多、异味等，或伴随出现腰酸背痛、尿失禁或者排尿排便困难，严重影响夫妻生活，使个人生活质量及家庭生活受到影响。因此，此病也被称作"社交癌"。

　　子宫脱垂多与妊娠、分娩及年龄增长有关。随着"三孩"政策的开放，多次的阴道分娩导致盆底的韧带和肌肉的支撑力量削弱，年龄的增长导致激素水平下降，长期的腹压增加如慢性咳嗽、持续负重或便秘等，均是导致盆底功能减退的原因。

　　除了西医手术治疗与中医中药治疗，平时加强运动也有助于恢复，如凯格尔运动，具体方法如下：仰卧屈膝，呼气脚跟踩地使得臀部收紧，保持3秒，然后放松休息5秒，再进行下一次收缩和放松。通过几次练习后可以将保持时间逐渐延长至5秒，然后放松休息5～10秒。每天练习时间为15～20分钟即可，需要注意的是，运动之后需要确保肌肉充分放松，避免造成肌肉拉伤。中医中子宫脱垂则多与气虚、肾虚相关，下面为大家推荐一味药膳专门针对气虚型及肾虚型子宫脱垂。

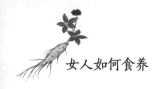

药膳一

参芪大枣粥

对　　症：子宫脱垂属气虚者，症见子
宫下移或脱出于阴道口外，
劳累时加剧，伴有少气
懒言，四肢乏力，面色
少华，小便频繁，大便
不成形等。

功　　效：补中益气，升阳举陷。

食用材料：党参60 g，黄芪60 g，大枣
15 枚，粳米150 g。

烹饪方法：将党参、黄芪、大枣一同放入砂锅中，加水500 mL煎煮
25分钟。去掉黄芪、党参，加入粳米煎煮至熟即可食用。

食用方法：每天2次，代餐服。

> 〔中医小贴士〕

党参：甘平，归肺、脾经，有补脾益肺、养血生津之效，主治肺脾气
虚、气血不足、头晕乏力等病症。

四、子宫内膜异位症的药膳食疗

子宫内膜组织出现在子宫体以外部位的疾病，称为子宫内膜异
位症。

好发于育龄期的子宫内膜异位症困扰着很多女性，该病症状复杂，甚至影响生育。除此之外，该病具有易复发、难根治的特点，的确让很多女性饱受折磨。

那么针对子宫内膜异位症的几大症状，我们日常应该怎么预防和护理才能减少困扰呢？首先，最常见的症状就是进行性加重的痛经，在平时生活中，尤其月经期间要避免生气、劳累，很多病都是气出来的，保持乐观愉悦的心情、规律的生活作息会让自己的身体受益；其次，盆腔炎也是子宫内膜异位症的常见症状，在日常的预防护理中需要我们保持会阴部的清洁、卫生，可以每天早晚用温水清洗，另外要勤换内裤，多按摩一下疼痛部位；最后，由子宫内膜异位症导致的不孕是困扰女性最严重的问题，相信每位女性都有一个当妈妈的梦想，那么针对这个病，最好的就是早发现、早治疗，不要等病情严重了才想着干预，子宫内膜异位症虽机制不明，但主要因素就包括遗传因素、宫腔操作（比如人工流产、刮宫）、剖宫产手术、经血逆流等，所以要尽量减少宫腔操作。

药膳一

桃仁粥

对　　症：月经不规律，小腹刺痛，舌头有瘀点或瘀斑。

功　　效：活血调经，祛瘀止痛。

食用材料：桃仁10 g，生地黄10 g，粳米100 g，桂心粉2 g，红糖50 g。

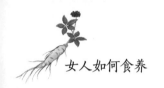

烹饪方法：将桃仁浸泡后，去皮弃尖，与
生地黄洗净后加入适量
冷水，武火煮沸，改文
火慢煎。30分钟后，
除去药渣，将粳米洗
净加入药汁中煮粥。粥
熟加入桂心粉和红糖搅
匀即可。

食用方法：每次食1小碗，每天3~4次。

$$\boxed{\text{中医小贴士}}$$

①桃仁：归心、肝、大肠经，具有活血祛瘀、润肠通便、止咳平喘等功效。多用于治疗经闭痛经、跌扑损伤、肺痈、肠痈等病症。此外，本品对肠燥便秘、咳嗽气喘也有一定的疗效。本品孕妇禁用。

②生地黄：归心、肝、肾经，具有清热凉血，养阴生津的功效。可用于多种热病，以及各种出血，包括吐血、咳血、便血等一切血证。也可用于月经不调、胎动不安等病症，本品脾虚腹泻患者忌用。

药膳二

青皮红花茶

对　　症：下腹部坠胀疼痛，腰部酸痛，白带增多。

功　　效：理气止痛，活血化瘀。

食用材料：青皮 10 g，红花 12 g。

烹饪方法：青皮晾干后切成丝，与
红花同入砂锅，加水浸
泡 30 分钟，煎煮 30 分
钟，用干净的纱布过
滤，去渣，取汁即成。

食用方法：当茶饮用，或早晚 2 次
分服。

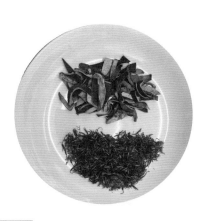

中医小贴士

①**青皮**：归肝、胆、胃经，是植物青橘的果皮。其疏肝理气的作用
特别强，多用于因肝气不和引起的胸胁、乳房胀痛、乳腺结节、月
经不调等病症，效果非常明显。此外青皮有消积化滞的作用，可以
用于积食、腹痛、疝气的治疗，效果也比较好。

②**红花**：归心、肝经，具有活血通经、散瘀止痛的作用，可以内服，
也可以外用。多用于气滞血瘀导致的痛经、月经不调等病症，对于
子宫内膜异位症导致的心烦失眠、痛经等有较好的治疗效果。

五、卵巢早衰的药膳食疗

各种原因引起卵巢功能衰竭，导致女性 40 岁之前就出现闭经的
现象，称为卵巢早衰。

俗话说："卵巢老一岁，女人老十岁"，女人的花季源自卵巢
的功能，当发生卵巢早衰时，机体会出现一系列老化现象，出现闭经、

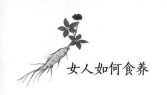
面部色斑、皱纹增多、记忆力下降、易疲倦、自汗、潮热、腰背酸痛、阴道干涩、性欲减退甚至性交困难等情况。可伴随情绪障碍，如烦躁、易怒、失眠等。此外，卵巢早衰也会增加人体发生心脑血管疾病的概率。

那么，日常生活中我们如何能防治卵巢功能早衰呢？ 1.要保持良好的心态，长期的焦虑和抑郁情绪可能会影响乳房和卵巢功能；2.加强自我保健锻炼，适当运动，但不要过度减肥；3.养成良好的生活习惯，戒烟戒酒，注意作息规律，不要熬夜，保持充足的睡眠时间，饮食均衡，在家里可适当做一些养生保健的食疗药膳，可以起到滋阴补肾、补气养血的功效；4.和谐规律的性生活及适龄怀孕是卵巢最自然的保养方式，但无生育计划的育龄期女性应做好避孕措施，避免人工流产；5.出现妇科疾病时应及时就医，避免延误治疗时机。

药膳一

石斛桃胶瘦肉汤

对　　症：皮肤干燥松弛、面色晦暗、腰膝酸软、疲倦乏力、烘热汗出、心神不宁。

功　　效：补血益损，生津养颜。

食用材料：石斛 15 g，桃胶 40 g，瘦肉 300 g，生姜 3 片，食盐适量。

烹饪方法：用清水将石斛、桃胶洗净泡软；瘦肉洗净，切块。所有食材一起与生姜放进炖盅内，加入纯净水 1000 mL（约 4 碗量），隔水炖煮 2 小时，加入适量食盐调味即可。

食用方法：饮汤吃肉，每周 1～2 次。

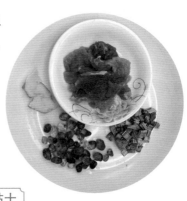

〔中医小贴士〕

①**石斛**：被称为"滋阴圣品"，富含多种生物碱、黏液质及淀粉，具有滋阴清热、养胃生津、明目益精、改善胃肠功能、降血压、降血糖、提高免疫力、滋养肌肤、抗衰老等功效。

②**桃胶**：富含碳水化合物、脂肪、蛋白质、植物胶原蛋白等多种营养物质，具有美容养颜、健脑益智、增强体质、安神助眠等功效。

药膳二

山药核桃黑米粥

对　　症：因卵巢功能下降出现类似围绝经期综合征的一系列症状，如烦躁易怒、情绪紧张、焦虑、抑郁、失眠健忘、潮热出汗、白发增多等。

功　　效：滋肾益精，疏肝健脾。

食用材料：黑米 100 g，核桃仁 30 g，山药 50 g，枸杞子 10 g（枸杞

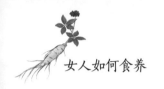

子可用玫瑰花代替，疏肝理气作用更佳），盐少许。

烹饪方法： 取上述材料洗净，同放入锅中，加入 1000 mL 左右水，用大火烧开后，转小火煮 40 分钟左右，熬煮成粥，加入少许盐调味，即可食用。

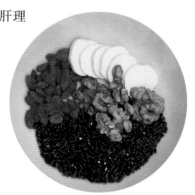

食用方法： 作主食，每天 1 剂，可常食。

> 中医小贴士

①**黑米：** 归脾、胃经，具有滋阴补肾、健脾益胃、益气活血、养肝明目等功效，有较强的抗氧化活性，具有抗衰老、调节机体功能和预防疾病的作用，经常食用黑米，有利于防治头晕、目眩、贫血、白发、眼疾、腰膝酸软、肺燥咳嗽、大便秘结、小便不利、肾虚水肿、食欲不振、脾胃虚弱等病症。

②**核桃仁：** 归肾、肺、大肠经，具有消炎、杀菌、防癌抗癌、抗衰老、健脑益智、提高记忆力、增强免疫力、缓解疲劳等作用，为滋补佳品，具有很高的营养价值。

药膳三

石斛马蹄汁

对　　症：出现潮热、烦躁、夜间睡觉
　　　　　时出汗等症状，性欲减
　　　　　退，阴道分泌物减少，
　　　　　出现阴道干涩，导致
　　　　　性交疼痛甚至性交困难。

功　　效：滋阴生津，养巢增液。

食用材料：鲜石斛 25 g，马蹄、矿泉
　　　　　水各适量。

烹饪方法：将鲜石斛洗净沥干，马蹄洗净去皮，切小块，全部一起
　　　　　放入榨汁机中加入适量矿泉水，榨汁后可连渣服用。

食用方法：每周 1～2 次，作日常饮料饮用。

〔 中医小贴士 〕

马蹄：又称荸荠，富含淀粉、钙、磷、铁、蛋白质、脂肪、胡萝卜
素及多种维生素等营养成分，归肺、胃经，具有消热解毒、整肠通便、
降血压之功效。

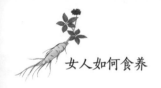

药膳四

山药芝麻糊

对　　症：面色暗沉萎黄无华，早生白发，失眠健忘，精神萎靡、
平素易疲倦乏力、气短，食欲不振，大便溏泄，肢体浮
肿肥胖者。

功　　效：补肾健脾，滋阴养肤。

食用材料：山药200 g，黑芝麻50 g，粳
米60 g，清水1500 mL，
鲜牛奶200 mL，冰糖
适量（乳糖不耐受者
可去牛奶）。

烹饪方法：山药洗净去皮，切成
小块备用，黑芝麻炒香，
粳米洗净后浸泡1小时。
上3物加水和牛奶拌匀，放入破
壁机中打浆，倒出成品大火煮开后小火煮20分钟左右，
加入适量冰糖调味即可食之。

食用方法：日常作甜品食用，可早、晚各服1次，每次适量。

┌─ 中医小贴士 ─┐

①黑芝麻：归肝、肾、大肠经，具有滋养肝肾、益血乌发、延缓衰老、
润泽肌肤、预防骨质疏松、增强记忆力、保护心脑血管、润肠通便

等功效，是具有较高营养价值的保健食品。

②粳米：归脾、肺、胃经，具有健脾益胃、固肠止泻、养阴生津、除烦止渴等功效。所含粗纤维分子，有助于促进胃肠蠕动，对于胃病、便秘、痔疮等有较好疗效，可提高人体免疫功能，促进血液循环，降低心脑血管疾病的发生，是历代医学家作为食疗药膳的主要原料。

六、妇科肿瘤患者术后的药膳食疗

妇科肿瘤是指发生于女性生殖系统的肿瘤。

肿瘤是损耗性疾病，而手术也是一种损伤性的操作，术后病人往往体虚，营养状态欠佳，应该在允许进食之后尽早进食、规律进食以保证能量供应。药膳既能补充必要的营养物质，又能扶正固本，提高机体的免疫功能，对肿瘤术后的病人非常适用。此外，在体力允许的情况下，术后患者宜及早开始功能锻炼，循序渐进地恢复正常活动以促进康复。

药膳一

参芪乳鸽汤

对　　症：肿瘤术后，常常感觉疲惫，乏力。

功　　效：补养气血。

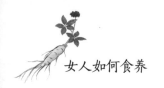

食用材料：乳鸽 1 只，党参 10 g，黄
芪 10 g，山药 200 g，
当归 5 g，大枣 3 枚，
枸杞子、姜片、食盐
各适量。

烹饪方法：乳鸽处理好洗净备用，
山药切小块，大枣去核，
将乳鸽、党参、黄芪、山药、
当归一起放入砂锅中，加适量姜
片和清水，大火煮开后转小火炖 1 小时左右，再加入大枣、
枸杞子，少许食盐调味，再煮 10 分钟左右即可。

食用方法：每天食用 1 次。

───────────[中医小贴士]───────────

党参：甘平，归脾、肺经。《中药大辞典》云："补中、益气、生津。
治脾胃虚弱，气血两亏，体倦无力，食少，口渴……"与黄芪合用，
增强补气之效，与当归合用，共奏补气养血之功。

药膳二

黄芪芡实粳米粥

对　　症：禁食患者，逐步恢复饮食时。

功　　效：温养脾胃。

160

食用材料：黄芪50 g，芡实50 g，粳米适量。

烹饪方法：先将粳米、芡实淘洗好备
用。将黄芪放入砂锅中
煮水20分钟，将黄芪
捞出，下粳米、芡实，
小火熬1小时左右，熬
至米汤浓稠为宜。

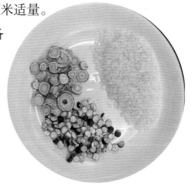

食用方法：少量多次食用。

中医小贴士

芡实：归脾、肾经。《神农本草经》中记载："主湿痹，腰背膝痛，
补中，除暴疾，益精气……"所以它很适合大病初愈之人食用。

七、女性更年期的药膳食疗

更年期是指妇女育龄期至老年期的过渡阶段。

人人都害怕更年期，但又阻止不了更年期的到来，不如坦然面对。
摆脱对更年期的恐惧，顺利度过更年期，应该是每个人的必修课。

一提到更年期大家都会想到急躁易怒、暴跳如雷的女性，但真
实情况是并非所有的女性更年期都是如此，那么怎么才能快乐地度
过更年期呢？1.我们要摆正心态，更年期并不可怕，它只是生命的
正常阶段，不要过度焦虑。2.虽然更年期是正常的，但身体确实会
因为激素水平产生一些变化，使人的情绪更容易激动，那么我们就

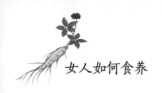
要注意调整情绪。避免与不必要的人和事计较，遇到事情不要激动，首先安抚自己要冷静，把事情往好的方向想，大事化小，小事化了。

3.最关键的是保持规律的生活习惯。首先，起居饮食要规律，不熬夜，不暴饮暴食；其次，培养一些陶冶情操的活动，比如瑜伽，太极。另外保持适当的锻炼也是必不可少的，爬山、慢走都是有助于健康的运动；最后，人是群居动物，多与别人沟通交流能有效缓解很多不良情绪。

药膳一

冰糖桑葚粥

对　　症：更年期综合征出现的头晕失眠、眼花耳鸣、健忘多梦、须发早白。

功　　效：补益肝肾，明目补血。

食用材料：桑葚 100 g，粳米 50 g，冰糖 10 g。

烹饪方法：将桑葚洗净，放入粳米，再加入适量水浸没，大火煮沸后，改用小火焖煮。待桑葚极烂，加入冰糖收膏，煮至浓稠即可。

食用方法：早晚空腹温热服食，每天 2 次。

[中医小贴士]

①**桑葚**：归心、肝、肾经，具有宁心安神、健脾养胃、降脂降压、乌发美容的功效。桑葚为桑科落叶乔木桑树的成熟果实。其营养价值极高，是苹果的 5 ~ 6 倍，是葡萄的 4 倍。

②**粳米**：归脾、胃经，具有健脾和胃、补中益气、生津止渴的功效，能够增强脾胃功能。此外，适量食用粳米能平和五脏、补益胃气，缓解食少纳呆、便秘、便溏、腹泻的症状。

药膳二

熟地黄芪芡实羹

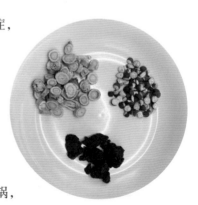

对　　症：更年期时出现的阴道炎症，带下清稀、连绵不断，头昏目眩。

功　　效：补肾止带，益气健脾。

食用材料：熟地黄20 g，黄芪20 g，芡实100 g，蜂乳20 g。

烹饪方法：将熟地黄、黄芪切片，用冷水浸泡30分钟，入锅，加水适量，用小火煎煮1小时，去渣取浓汁。芡实晒干或烘干，研成细粉，与熟地黄、黄芪煎汁同入锅中，边加热边搅拌成羹，离火后调入蜂

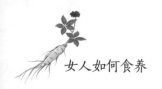
乳即成。

食用方法：早晚温热服食，每天 2 次。

中医小贴士

①**熟地黄**：归肝、肾经，具有滋阴补血、益精填髓的功效，是补血的良剂，多用于月经不调、崩漏、眩晕耳鸣、腰膝酸软等病症。使用时注意其性质黏腻，影响消化，食少便溏、痰湿气滞者忌用。

②**黄芪**：归脾、肺经，具有补气升阳、固表止汗、利水消肿的功效。多用于气虚自汗、气血亏虚、疮疡日久者。注意不宜与萝卜同食。

③**芡实**：归脾、肾经，具有较强收涩作用，可健脾和胃、益气养血。

药膳三

赤豆薏苡仁红枣粥

对　　症：更年期时出现的肢体水肿，皮肤松弛，关节酸痛。

功　　效：健脾利湿，养血安神。

食用材料：赤小豆 30 g，薏苡仁 30 g，大枣（红枣）10 枚，红糖适量。

烹饪方法：将赤小豆、薏苡仁分别洗净，用温水浸泡 2 小时。大枣去核洗净，用温水浸泡 20

分钟。砂锅中加入足量的清水，将浸泡过的赤小豆、薏苡仁一起倒入锅内，用大火烧煮。待水烧开后，转为小火继续烧煮，加入大枣，煮至红豆、薏苡仁软烂，再加入适量的红糖调味即可食用。

食用方法：每天 3 次，早、中、晚温服。

———————————————

中医小贴士

①**赤小豆**：归心、小肠经，具有利水消肿、利湿退黄、解毒排脓的功效。多用于水肿患者，以缓解水肿腹满和脚气浮肿等症状。

②**薏苡仁**：归脾、胃、肺经，具有利湿健脾，清热排脓的功效。多用于湿痹拘挛、脾虚泄泻、水肿、脚气、腹胀、小便不顺畅等病症。

③**大枣**：又称红枣，归脾、胃经，具有补肝健脾、养血安神的功效。

八、女性失眠的药膳食疗

失眠是指尽管有充足的睡眠条件，但实际睡眠时间仍过短的现象。

夜幕降临，原本是万籁俱静，甜甜入梦的时间，但对于长期失眠的人来说，漫长的夜晚却是一种折磨，繁复缭乱的思绪、一点点响动、微微的亮光都能打断浅浅的睡眠，第二天清晨，更是说不出的疲乏。

失眠破坏我们的身体，降低我们的工作效率，影响情绪健康，想要一夜好眠，不妨试一下这些简单易行的方法：1.睡前不要喝茶、咖啡等提神醒脑的饮料。可以喝一杯热牛奶，帮你进入甜甜的梦乡，

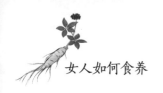

牛奶中含有丰富的钙和色氨酸，人体储存了大量的钙之后，就会产生困意，而色氨酸也会让人感到困倦。2.白天进行户外运动，慢跑、做操都可以帮助人们调动全身的气血。3.睡前泡澡，热水可以促进新陈代谢、疏通经络，感受全身被热水轻轻包裹，可以消除紧张、焦虑情绪，缓解精神疲劳。

药膳一

百合麦冬银耳汤

对　　症：晚上心烦难以入睡，手脚心发热，
　　　　　盗汗，时常心慌，易惊醒。

功　　效：养阴清心安神。

食用材料：百合50 g，麦冬40 g，银
　　　　　耳30 g，大枣5枚，枸
　　　　　杞子6 g，冰糖少许。

烹饪方法：百合、麦冬和银耳提前用
　　　　　清水浸泡20分钟，将银耳
　　　　　剪成小片；将百合、麦冬、银耳放入炖盅，隔水炖煮2小时，
　　　　　加入枸杞子、大枣和少许冰糖，炖煮至冰糖化开。

食用方法：盛出放置后温服，切勿过烫；本品养阴清心润肺，最适
　　　　　宜在干燥的秋冬季节服用。

中医小贴士

①**百合**：归心、肺经；既能养心阴，又能清心火，是宁心安神常用的药材，还有润肺止咳的功效。

②**麦冬**：归心、肺、胃经，常与百合配合使用，可以滋养心肺、除烦安神，尤其适用于口干舌燥、大便干结的人群。

药膳二

红枣玫瑰牛奶饮

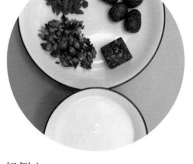

对　　症：入睡前思绪不宁，睡着后噩梦连连，白天身体疲乏困重。

功　　效：疏肝健脾，宁心安神。

食用材料：大枣（红枣）6 枚，玫瑰花 5 g，枸杞子 15 g，老红糖 1 块，纯牛奶 200 mL。

烹饪方法：先将大枣、玫瑰花、纯牛奶倒入锅中，小火煮沸后加入红糖、枸杞子，继续熬煮 5 分钟即可。

食用方法：睡前温服。

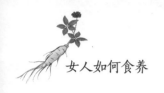

〔中医小贴士〕

①**大枣**：归脾、胃、心经，是益气养血常用的药材，可以安抚心神、调理脾胃。大枣气味香甜，有抗衰老、抗氧化、抗肿瘤的功效；其中所富含的黄酮类化合物具有镇静、催眠的作用。

②**玫瑰花**：归肝、脾经，具有和血、解郁、止痛的功效，可以通过行气疏肝起到安抚情绪、放松身心的作用。

药膳三

桂圆酸枣粥

对　　症：产后、病后或更年期女性，夜晚虚烦不眠，心慌多梦，潮热盗汗，伴有面色萎黄，白天疲惫头晕，健忘。

功　　效：养血安神。

食用材料：龙眼（桂圆）20 g，酸枣仁 5 g，柏子仁 20 g，糯米 100 g，蜂蜜适量。

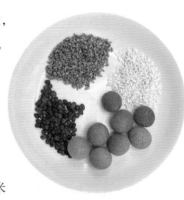

烹饪方法：先将糯米洗净，与酸枣仁用清水浸泡 30 分钟备用，将泡好的糯米和龙眼放入砂锅内，加适量清水煮沸，转文火

熬煮 30 分钟，加入泡好的酸枣仁，熬煮 30 分钟，其间不停用勺搅拌以防煳锅，食用前根据个人喜好加入适量蜂蜜。

食用方法：早、晚各 1 次，温服。

中医小贴士

①**桂圆：**又称桂圆，归心、脾经，本品可以补心健脾、益气养血、抗衰老、抗焦虑。

②**酸枣仁：**归肝、胆、心经，是宁心安神之佳品，有养心补肝、敛汗生津的作用，针对虚烦不眠、惊悸多梦、疲惫健忘有较好的疗效。

③**柏子仁：**归心、肾、大肠经，具有养心宁神、润肠通便、止汗的作用，适用于阴血亏虚的惊悸虚烦、头晕健忘、潮热盗汗。另外，柏子仁质地柔润，可以润肠通便，改善排便困难带来的腹胀问题。

第六章

美容养颜、增强体质的药膳调理

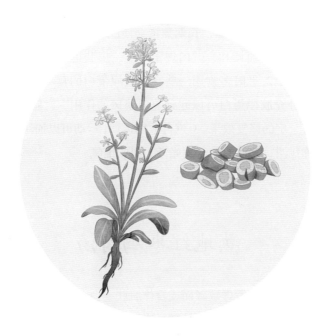

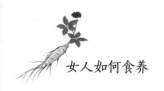

一、美容养颜的药膳食疗

　　爱美之心，人皆有之。追求美，是人生的必修课之一。而如何用健康又有效的方式美容养颜呢？中医会告诉我们答案。

　　现代女性尤其注重美容养颜，走在大街上的大多数女子，或多或少都会对护肤及化妆有所了解，但只通过护肤品来美容养颜明显是不够的。那还能从哪些方面入手进行肌肤改善呢？1.不要熬夜，晚上尽量在11点前入睡，长期熬夜会使肤色暗沉、粗糙、易出油；而作息规律，脏腑调和，"内现于外"，皮肤也会保持一种很好的自然的状态。2.平时多食用一些富含胶原蛋白的食物，比如猪蹄、猪皮等，补充胶原蛋白可以起到美白淡斑的作用，对脸上的皱纹和痤疮都有一定的修复效果。3.进行适度运动，运动可以加快血液循环，促进新陈代谢，会使面色红润光泽、肌肤细腻。

药膳一

熟地红枣鸡肉汤

对　　症：因脏腑亏虚致颜面或身体肌肤苍白无华。

功　　效：养血滋阴，生精补髓，丰肌润肤。

食用材料：鸡肉 100 g，熟地黄 30 g，大枣（红枣）20 g，盐、姜丝、
　　　　　　葱花各适量。

烹饪方法：将鸡肉切成小块，和熟地黄一同放入锅中，加清水适量，

进行炖煮，半小时后加入大枣，继续炖煮至鸡肉软烂为宜。放入盐、姜丝、葱花调味后饮汤食肉。

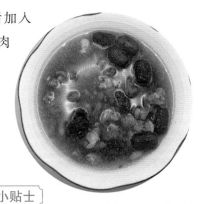

食用方法：当早餐食用，每天1剂，连用15天。

〔 中医小贴士 〕

①**熟地黄**：入肝、肾经，具有滋阴、补血的作用，能够通血脉、利耳目，但脾胃虚弱、气滞痰多者忌用。

②**大枣**：性温、味甘，具有补益气血、调中和胃的功效，会使面色红润，同时可以防止黑色素沉着，让皮肤越来越白净。

药膳二

桃花猪皮饮

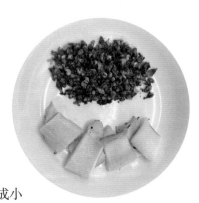

对　　症：肌肤粗糙，皱纹增多，预防色斑。

功　　效：活血悦肤，减少皱纹。

食用材料：猪皮 70 g，桃花 30 g，蜂蜜 20 g。

烹饪方法：将猪皮去毛，洗净，切成小

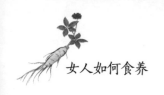

块，放入锅中，加清水适量，煮成浓汁。倒入桃花、蜂
蜜煮沸即可。

食用方法：空腹食用，每天 1 剂，连食 20 天。

中医小贴士

①桃花：味甘、辛，性微温，有活血悦肤、利大小便等功效，从而
达到面色红润、皮肤润泽光洁且富有弹性的美容效果。

②蜂蜜：归肺、脾、大肠经，具有调补脾胃、润肠通便的作用。

药膳三

银耳山药薏米粥

对　　症：脾胃虚弱所致脸部暗沉、
　　　　　长斑。

功　　效：补脾祛湿，丰肌润肤。

食用材料：银耳 20 g，山药 30 g，
　　　　　薏苡仁（薏米）20 g，
　　　　　小米 100 g，白糖少许。

烹饪方法：将银耳浸泡，摘去蒂梗，
　　　　　洗净，与山药，薏苡仁，小
　　　　　米共煮粥，粥熟后，加白糖少许。

食用方法：当早餐食用，每天 1 剂，连用 10 天。

中医小贴士

①**银耳**：入肺、胃、肾经，长期食用可滋阴润肤，并有祛除脸部黄褐斑、雀斑的功效。

②**山药**：入肺、脾、肾经，能够健脾胃、润皮毛。煮山药以 15 ～ 20 分钟为宜，以免破坏其中的淀粉酶。

二、减肥轻身的药膳食疗

随着生活水平的提高，人们的餐饮更加精细和多样，但随之而来的肥胖令人苦恼，药膳食疗将是一个不错的解决方式。

肥胖是不少女生感到困扰的事，肥胖不仅会剥夺拥有好身材的机会，同时还可能给女生的身体和心灵带来伤害。有人会选择喝减肥药来减肥，但这种方法副作用很大，还有很大可能性会反弹。应该怎样科学减肥呢？ 1.管住嘴，少吃油炸、烧烤一类油腻的食物，少吃蛋糕、奶茶等糖分超标的食物，多吃新鲜水果、蔬菜，适量摄入粗粮。2.迈开腿，不要只吃不动，这样摄入的能量大多会转化为脂肪储存起来，人自然就会肥胖。每天坚持有氧运动 1 小时，会慢慢瘦下来。3.多喝水，每天保证喝 1.5 ～ 2L 的温开水，促进新陈代谢，不要以饮料代替水，保持良好的生活习惯，减肥就会事半功倍。

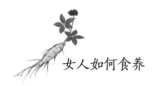

药膳一

山楂玉米须粥

对　　症：因脾胃虚弱所致湿盛肥胖。

功　　效：补益脾胃，利尿消肿。

食用材料：山楂 10 g，玉米须 40 g，
小米适量。

烹饪方法：将山楂洗净敲碎，和
玉米须放入锅中，加清
水适量，煎煮取汁，再
加清水煎煮取汁。将两次
所取药汁与洗净的小米放入锅
中，加清水适量。用文火煮至小米烂熟即可。

食用方法：当早餐食用，每天 1 剂，连用 30 天。

┌─ 中医小贴士 ─┐

①**山楂**：归脾、胃、肝经，具有消食健胃、行气散瘀、化浊降脂的功效。

②**玉米须**：归膀胱、肝、胆经，可以促进胆汁分泌、降低血液黏稠度、调节血液胆红素含量。

药膳二

决明降脂茶

对　　症：平素易上火的肥胖人群。

功　　效：清热降脂。

食用材料：决明子、橘皮、山楂、
　　　　　荷叶、乌龙茶、白糖
　　　　　均适量。

烹饪方法：取决明子、橘皮、山
　　　　　楂、荷叶、乌龙茶各适量，
　　　　　用开水冲泡，片刻即可服
　　　　　用。或可加入少量白糖饮用。

食用方法：平时可作茶饮。

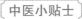
中医小贴士

①**决明子**：入肝、肾、大肠经，具有润肠通便、降脂明目的功效，可以治疗便秘、高血脂、高血压。

②**橘皮**：归肺经、脾经，能够理气调中，可以加快机体的新陈代谢。

③**荷叶**：归肝、脾、胃经，具有清暑化湿、升发清阳的功效，有助于清热降脂。

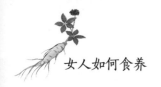

药膳三

杞菊炒西芹

对　　症：平素易上火的肥胖人群。

功　　效：清热降脂。

食用材料：枸杞子 15 g，菊花 15 g，
西芹 150 g，油、盐、
糖各适量。

烹饪方法：西芹切成小块，焯水
备用。锅中放油，把西
芹炒一下，然后倒入枸杞
子、菊花翻炒一下，放盐、糖
调味，即可食用。

食用方法：可当正餐佐菜。

中医小贴士

①**枸杞子**：入肝、肾经，具有滋肾润肺、补肝明目的作用，现代药理研究还发现枸杞子可以治疗脂肪肝。

②**菊花**：归肺、肝经，有散风清热、平肝明目、清热解毒的功效。

三、乌发防脱的药膳食疗

脱发问题深深困扰着人们，面对日渐稀疏的发缝、连连后退的发际线、夹杂着不少银丝的头发，人们往往压力巨大。

178

　　由于现代人的生活压力较大，许多年轻人会出现脱发和须发早白的情况，其发病机制复杂、致病原因较多。中医认为脱发和须发早白是外邪侵袭致脏腑不足，本虚标实，病情缠绵，最终导致脱发。中医讲求治未病，如何在脱发还未严重之时积极拯救头发呢？ 1.了解正确的洗头方法，用指腹轻轻按摩头皮，切勿用指甲大力抠抓头皮，这样会伤害毛囊。2.改善生活习惯，戒烟戒酒，少食油腻食物，否则头皮出油会增多，使头皮环境被破坏，脱发问题就会愈发严重。3.可以适当进行头皮按摩，用气垫梳或头皮刮痧板，从前至后按摩百会、翳风、风池等穴位以疏通经络。

药膳一

黑发养生粥

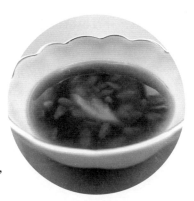

对　　症：素体虚弱所致须发早白。

功　　效：补肾益阴，乌发生发。

食用材料：何首乌 30 g，枸杞子
　　　　　15 g，黑米 100 g，冰
　　　　　糖适量。

烹饪方法：将何首乌浓煎去渣，入
　　　　　黑米、枸杞子，慢火熬粥，
　　　　　将熟时入适量冰糖。

食用方法：可作早餐食用，每周 1~2 次。

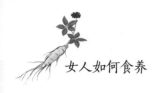

①**何首乌**：有乌发生发、和颜悦色的功效。所含卵磷脂易被人的皮肤和毛发吸收，并能促进其他营养物质吸收、改善细胞代谢和营养、促使头发黑色素的生成。

②**枸杞子**：富含胡萝卜素、多糖、维生素、氨基酸及钙、铁、锌等微量元素；归肝、肾经，具有补血造血、补肾填精、消除疲劳和抗肿瘤等作用，是可以长期服用的药食同源的食材。

药膳二

补肾乌发豆浆

对　　症：因脏腑亏虚导致的须发早白。

功　　效：补肾填精，乌发生发。

食用材料：黑豆、黑芝麻、山药、
　　　　　核桃、黑米均适量。

烹饪方法：将上述食材磨成粉末，
　　　　　用沸水冲泡服用。

食用方法：可作早餐食用，每周 1～2 次。

①**黑芝麻**：补肝肾、益精血、润肠燥，对须发早白、病后脱发具有很好的效果。

②**山药**：富含维生素和黏蛋白，归肺、脾、肾经，具有聪耳明目、增强免疫力、延年益寿的功效，主治脾胃虚弱、倦怠无力、食欲不振、腰膝酸软等病症。

药膳三

旱莲生发茶

对　　症：因脏腑亏虚导致的脱发。

功　　效：润肤生发。

食用材料：墨旱莲 30 g，补骨脂 15 g，桑葚 30 g。

烹饪方法：先煎前两味药 20～30 分钟，弃渣取汁。煮沸后将桑葚泡入药汁中服用。

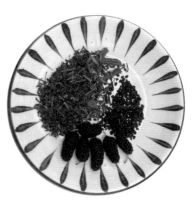

食用方法：每天 2 次，连服 15～20 天。

中医小贴士

①**墨旱莲**：入肝、肾经，具有补肾益阴、乌发生发的功效。

②**补骨脂**：具有补肾壮阳、乌发驻颜的功效，其中含有的补骨脂素、香豆素能激活酪氨酸酶，促进黑色素的合成，起到乌发的作用。

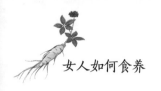

四、美白淡斑的药膳食疗

原本面容姣好，但皮肤黝黑、满脸雀斑，总会使颜值大打折扣。试问，哪一个女孩子不想拥有白皙无瑕的好皮肤？

那么，平时我们可以通过一些什么简单有效的办法拯救自己糟糕的皮肤呢？ 1.减少或避免阳光照射。众所周知，太阳光中含有大量的紫外线，长此以往，接受日光照射，易使皮肤角质层保水能力下降，使皮肤出现光老化，甚至增加雀斑，影响美观。2.使用护肤品、化妆品时，多注意补水、锁水、去油，注意使用含化学物质少且不刺激的产品。3.规律排便。每天一次大便，可以有效清除人体内大量毒素和代谢废物，以使肌肤白皙有弹性。4.休养生息。不过度劳心劳力，重视调整脏腑功能，用良好的心态对待一切事物，可以保持气血调和，从而起到淡斑增白的作用。

药膳一

芍药桃仁粥

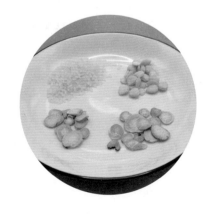

对　　症：色素沉着、黄褐斑；
　　　　　皮肤无血色、无光泽。
功　　效：清热活血，祛瘀止痛，
　　　　　养血敛阴。

食用材料：赤芍、白芍、粳米各适量，桃仁少量。

烹饪方法：先将赤芍、白芍煎汤取汁备用，桃仁浸泡后，去皮弃尖，
捣烂如泥，放入粳米小火熬煮成粥，即可食用。

食用方法：早上温服，1周1次。腹泻患者谨慎服用。

──────── 中医小贴士 ────────

①**赤芍**：具有清热凉血、散瘀止痛的功效，可调理温毒发斑、目赤肿痛、
吐血、鼻出血等病症，而且还可改善肝郁胁痛、跌扑损伤等病症。
赤芍中的芍药苷，有抗炎、镇静止痛及解痉等作用，对多种病原微
生物有抑制作用。

②**白芍**：具有养血调经、敛阴止汗、柔肝止痛等功效。可治疗面色萎黄、
眩晕心悸、月经不调等病症，还可治疗外感风寒所致出汗或者恶风。

③**桃仁**：具有润肠通便、活血化瘀、止咳平喘等功效。用于治疗大
便干结、排便困难、腹胀腹痛、经闭、痛经、跌打损伤、咳嗽气喘
等病症。

药膳二

当归玫瑰鸡蛋汤

对　　症：血虚面色萎黄、无血色、无光泽，便秘。

功　　效：活血化瘀止痛、补血益气调经、润肠通便。

食用材料：当归9 g，玫瑰花9 g，枸杞子6 g，鸡蛋2个。

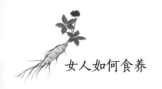

烹饪方法：先将当归及未剥壳的鸡蛋清
洗后放入锅中，加入适
当水煮沸后，将煮熟的
鸡蛋捞出剥壳后再放
入锅中继续煮 10～15
分钟，最后加入玫瑰花、
枸杞子，数分钟后即可
食用。

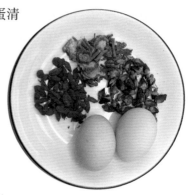

食用方法：早晚温服，3～5 天为一疗程。

〔 中医小贴士 〕

①**当归**：具有补血活血、调经止痛、美容养颜、润肠通便等功效。
可以改善血虚萎黄、眩晕心悸、跌扑损伤、肠燥便秘、风湿痹痛、
月经不调等病症。当归提取物还有抗血栓作用。

②**玫瑰花**：具有柔肝理气解郁、活血散瘀止痛、美容养颜润肤等功
效，还能促进血液循环、改善肌肤，使皮肤红润有光泽。

③**枸杞子**：具有滋补肝肾、益精明目及美白等功效。可以降脂保肝、
降血糖及软化血管，还可以提高皮肤吸收养分的能力，提高人体免
疫力。

药膳三

党参苡仁鸡汤

对　　症：气虚无力、皮肤泛黑、肌肤
　　　　无弹性、面部浮肿。

功　　效：益气健脾，渗湿和中。

食用材料：党参20 g，薏苡仁10 g，
　　　　苍术6 g，鸡1只，酒、
　　　　盐、生姜各适量。

烹饪方法：将党参、薏苡仁清洗后
　　　　沥干备用。将处理好的鸡
　　　　放入沸水中，加入酒、盐、生姜，
　　　　并将党参、薏苡仁、苍术一并放入，用文火慢炖1～2小
　　　　时，即可食用。

食用方法：可作为正餐食用。

〔 中医小贴士 〕

①党参：是一味补气中药，其性平，味甘，有补中益气的作用，可以调理中气不足引起的食欲不振、体虚倦怠、便溏泄泻等，经常喝党参水还能增强机体的免疫力，预防疾病的发生。

②薏苡仁：含有维生素 E 和矿物质。具有促进新陈代谢、减轻面部浮肿和减少胃肠负担的作用，从而达到改善肤色、消除色斑的美容效果。

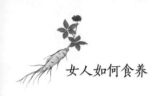

③**苍术**：具有燥湿健脾、祛风散寒、明目等功效。可治疗腹胀闷痛、恶心呕吐、泄泻无力、舌苔甜腻、头身重痛、面黑浮肿、视物模糊等病症。

五、愉悦心情的药膳食疗

人生不如意之事十有八九，生气、郁闷都解决不了问题，反而伤了自己的五脏六腑，得不偿失。

当我们遇到不开心的事情之后，应该怎么做才能快速与"不开心"和解，让不良情绪对身体的影响降到最低呢？ 1.觉察情绪。情绪是移动的能量，事情发生了，我们要在第一时间发现自己的情绪不对了，不要一味地压抑，而是及时发现它，并试图和它待在一起，觉察出它是什么，导致了我们有什么想法，我们的身体出现了什么反应，比如眉头紧皱、全身颤抖、双拳紧握等。2.接纳情绪。试着去接受这个情绪，想想自己可以做点什么让自己的身体放松下来。3.表达情绪。将自己此刻的情绪来源、内心的真实感受写下来或者倾诉给亲密的人，以陈述事实为主，尽量不夸大主观感受。4.转化情绪。当我们一步一步去觉察、接纳和表达情绪时，我们的情绪能量就已经开始慢慢移动，自然就开始了转化，直到让你感受不到它的威胁。

药膳一

二陈茶

对　　症：胸闷烦躁，胆胃不和，恶心欲
　　　　　呕，食少气结，咳嗽咳痰。

功　　效：清胆和胃、调畅气机、
　　　　　理气化痰。

食用材料：半夏 10 g，陈皮 10 g，
　　　　　甘草 6 g。

烹饪方法：先将半夏煎煮后取沸水，
　　　　　直接泡至洗净的陈皮、甘草
　　　　　中，8～12 分钟后即可食用。

食用方法：自觉心情烦闷时可服。1 周为 1 疗程。

【中医小贴士】

①**半夏**：具有降逆止呕、镇咳祛痰等功效。可治疗呕吐反胃、胸脘痞闷、咳嗽痰多、消化道溃疡等病症。

②**陈皮**：具有健脾开胃、燥湿化痰等功效。能有效加速胃肠蠕动，改善消化不良，治疗脘腹胀满、食欲不振、呕吐泄泻等病症。

③**甘草**：具有补脾益气、清热解毒、祛痰止咳、止痛等功效。可治疗心悸气短、咽喉肿痛、痈肿疮毒、咳嗽咳痰、食欲下降、腹胀腹泻以及四肢急性疼痛等病症。

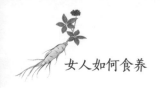

药膳二

柴胡薄荷秋梨饮

对　　症：热郁烦闷，口干口苦，唉声
　　　　　叹气。

功　　效：疏肝利胆，清热除烦，
　　　　　润肺生津。

食用材料：柴胡6g，薄荷3g，秋
　　　　　梨1个。

烹饪方法：将柴胡、薄荷、秋梨清
　　　　　洗干净后，把秋梨切成块，
　　　　　备用。柴胡、秋梨放入锅内，
　　　　　加入适量水，先用大火煮沸，后放入薄荷，改小火煎5
　　　　　分钟左右，滤去渣后即可食用。

食用方法：自觉口苦明显时，每天1次，1周为1疗程。

> 中医小贴士

①**柴胡**：对于胸胁胀痛、月经不调、情志抑郁、乳房胀痛等病症有
一定的调理效果。本药同时还具有退热的作用，能够缓解急性支气
管炎、急性气管炎、病毒性肺炎等疾病导致的发热。

②**薄荷**：味辛，性凉，归肺、肝经，具有疏散风热、解毒透疹、清
利头目等功效。薄荷既具有药用价值，也具有食用价值。在日常生
活中，可以将薄荷叶泡茶来喝，有保健的作用。

③**秋梨**：秋梨具有润肺止咳、清热化痰、通便祛火等功效。可缓解咽喉干、痒、痛、音哑、痰稠、肺热烦渴、消化不良、便干燥闷等病症。

药膳三

地萸瘦肉粥

对　　症：腰膝酸软，手足心热，气郁化火。

功　　效：滋阴养血，清热疏肝。

食用材料：熟地黄 15 g，山茱萸 15 g，栀子 6 g，粳米 100 g，瘦肉适量。

烹饪方法：将熟地黄、山茱萸、栀子洗净，山茱萸去核，熟地黄、山茱萸与粳米、瘦肉一起入锅内煮粥，待粥将熟时，加入栀子，10 分钟左右即可食用。

食用方法：自觉腰膝酸软，郁火丛生时，每天 1 次，3～5 天为 1 疗程。

〔中医小贴士〕

①**熟地黄**：具有滋阴补肾、养血补虚、降血压、降血糖、抗衰老及镇静、利尿等功效。可治疗肝肾阴虚、腰膝酸软、须发早白、血压升高、

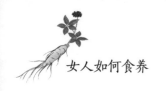

眩晕、血虚萎黄、心悸失眠、月经不调等病症。

②山茱萸：具有补益肝肾、收涩固脱、消炎抗菌、降血糖等功效。可治疗腰膝酸软、阳痿遗精、眩晕耳鸣、虚汗不止、小便频数及崩漏带下等病症。

③栀子：具有泻火除烦、清热利湿、凉血解毒等功效。可治疗内热烦闷、邪郁上焦及情绪烦躁、吐血尿血、黄疸型肝炎、糖尿病、高血压及扭挫伤等病症。

六、延缓衰老的药膳食疗

人都会有衰老的一天，但谁又不希望自己能老得慢一点，再慢一点呢？而今，这不再是遥远的梦，而是可以实现的愿望。

当然，若是想让自己的身体和心态长久保持年轻的状态，那么我们首先要做到以下几个方面，才能尽可能地避免机体的损害，延缓衰老。1.作息规律。这已是老生常谈，但试问又有几人能真正做到呢？给自己制定一个时间表，早上7:30起床，晚上10:30睡觉，保证6小时以上的深度睡眠，给机体充分排毒和自我修复的时间。2.注意饮食。不重油、不重盐、不重糖、不重口味，凡事不过量，恰到好处最靠谱。一日三餐缺一不可，尤以早餐最为重要。3.坚持适量运动。运动可以增强人体心肺功能、改善血液循环、提高免疫力，让我们的身体摆脱亚健康。4.调整心态。凡事不过分强求，微笑着面对生活，并接受它的一切，生活就是我们生命中的灿烂阳光！

药膳一

山药麦芽粥

对　　症：食纳不香，大便溏泄，完谷
　　　　　不化，贫血。

功　　效：健脾养胃，补血扶正，
　　　　　疏调气机。

食用材料：山药 30 g，麦芽 10 g，
　　　　　大枣 2 ~ 3 枚，大米
　　　　　适量。

烹饪方法：将山药洗净削皮切成块，
　　　　　加入麦芽、大枣及大米煮粥，熟
　　　　　后即可食用。

食用方法：脾胃虚弱时可服，早上温服。

————————［ 中医小贴士 ］————————

①山药：具有健脾养胃、补肾涩精、润肺止咳、降血脂等功效。可治疗脾虚食少、消化不良、久泻久痢、神疲乏力、肾虚遗精、小便频数、肺虚喘咳等病症。

②麦芽：具有健脾行气、疏肝理气、回奶消胀、降血糖等功效。可治疗消化不良、肝郁气滞引起的胸胁疼痛或肝胃不和导致脘腹胀痛，哺乳期女性乳汁淤积所致乳房胀痛等病症。

③大枣：具有益气养血、健脾养胃、安神等功效。可治疗倦怠乏力、

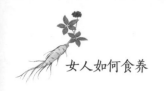

中气下陷、动辄气喘、脾虚腹泻、呕吐、食欲不振、心神不宁、失眠多梦等病症。

药膳二

冬虫夏草炖老母鸡

对　　症：腰膝酸软，久喘，须发早白，劳嗽痰血。

功　　效：益气温阳，补肾填精，止血化痰。

食用材料：冬虫夏草 9 g，喂养 2 年以上的老母鸡 1 只，盐、葱、姜、蒜各适量。

烹饪方法：将老母鸡处理后，加入冬虫夏草，加适量盐、葱、姜、蒜等，用砂锅炖 2 小时左右，直至冬虫夏草虫部细咬可食即可。

食用方法：冬令进补。

> 〔 中医小贴士 〕

冬虫夏草：具有补肾益肺、止血化痰及抗衰老、提高机体免疫功能等功效，可治疗腰膝酸痛、阳痿遗精及肾虚喘促等病症。

图书在版编目（CIP）数据

女人如何食养 : 舌尖上的美丽健康指南 / 刘慧萍, 陈青主编. — 长沙 : 湖南科学技术出版社, 2024.1
　　ISBN 978-7-5710-2376-8

　　Ⅰ. ①女… Ⅱ. ①刘… ②陈… Ⅲ. ①女性－食物疗法－指南 Ⅳ. ①R247.1-62

中国国家版本馆 CIP 数据核字(2023)第 146498 号

NÜREN RUHE SHIYANG ── SHEJIAN SHANG DE MEILI JIANKANG ZHINAN

女人如何食养——舌尖上的美丽健康指南

主　　编：刘慧萍　陈　青
出 版 人：潘晓山
责任编辑：张叔琦
出版发行：湖南科学技术出版社
社　　址：长沙市芙蓉中路一段 416 号泊富国际金融中心
网　　址：http://www.hnstp.com
湖南科学技术出版社天猫旗舰店网址：
　　　　　http://hnkjcbs.tmall.com
邮购联系：0731-84375808
印　　刷：长沙玛雅印务有限公司
　　　　（印装质量问题请直接与本厂联系）
厂　　址：长沙市雨花区环保中路 188 号国际企业中心 1 栋 C 座 204
邮　　编：410000
版　　次：2024 年 1 月第 1 版
印　　次：2024 年 1 月第 1 次印刷
开　　本：880mm×1230mm　1/32
印　　张：6.5
字　　数：148 千字
书　　号：ISBN 978-7-5710-2376-8
定　　价：49.00 元